Dr. med. Nikolaus Linde
Sylvie Hölterhoff-Salzmann

Das A. Vogel Venen-Buch

Ganzheitliche Vorbeugung und Behandlung

Verlag A. Vogel

Originalausgabe, Mai 2000, 2. Auflage 2002
Eine Publikation aus A.*Vogel's neue Schriftenreihe*

Internet: www.verlag-avogel.ch
Gedruckt auf chlorfrei gebleichtem Papier
Druck: Druckerei Konstanz GmbH
ISBN 3-906404-15-3

Inhalt

	Seite
Venen und Psyche	8/9
Venenleiden – eine Volkskrankheit	14/15
Was man über Venen wissen muss:	
Der Blutkreislauf	16
Das Venensystem am Bein	17
Wie die Beinvenen funktionieren	19
Das Bindegewebe	
Die Schlüsselstelle für gesunde Beine und Venen	21
Venenleiden, Cellulite, Schwangerschaftsstreifen	21
Venenleiden	23
Krampfadern, die häufigste Erkrankung	23
Krampfadertypen, leicht selbst erkennen	23
Besenreiser	24
Netzkrampfadern	25
Stamm- und Seitenastvarikose	25
Wie Krampfadern entstehen, Risikofaktoren	26
Test: Mein Risiko, Krampfadern zu bekommen	31
Test: Wie gesund sind meine Venen?	31
Sonderfall: Krampfadern in der Schwangerschaft	33
Krampfadern – viel mehr als ein kosmetisches Problem	36
Krampfaderblutung, Thrombose, Venenentzündung	36
Die tiefe Venenthrombose	38
Die chronische Venenstauung	40
Harmlose Körbchenvenen und Hautveränderungen	40
Das offene Bein	41
Die Diagnose von Venenerkrankungen	44
Das Gespräch und die Untersuchung der Beine	44
Die Venendruckmessung	45
Die Ultraschalluntersuchung	46
Die Röntgenkontrastmittel-Untersuchung	46

Inhalt

	Seite
Die Behandlung von Venenerkrankungen	47
So hilft die Schulmedizin	48/49
Die Kompressionstherapie mit Verbänden und Strümpfen	50
Test: Sind meine Beine behandlungsbedürftig?	53
Die Verödungstherapie – das «Spritzen» der Beine	56
Der Druckluftstrumpf	58
Der Laser	58
Die modernen Operationen:	60
Stripping und Häkchenmethode	60
Das Verfahren mit Radiowellen und Katheter (VNUS-Closure)	64
Die Therapie mit Medikamenten	64
So hilft die Naturmedizin	66/67
Die Pflanzenheilkunde und die Rosskastanie	68
Rezepte mit Tradition	70
Homöopathie – die probaten Mittel	74
Akupressur – die besten Punkte	77
Spurenelemente und Vitamine – die orthomolekulare Medizin	80
Spezialisierte Enzyme	84
Die Blutegeltherapie	86
Die Magnetfeldtherapie	87
Die Ozontherapie	87
Die Hydrotherapie nach Kneipp	90
Die manuelle Lymphdrainage	92
Gymnastik für die Venen	94
Walking für die Venen	99
Aquajogging, Sauna und Solarium	102
Bekleidung und Schuhe	103
Atemtraining	104
Die richtige Ernährung	106
Die besten Methoden zur Selbstbehandlung	109
Das 20 Punkte-Venenprogramm	111
Fragen aus der täglichen Praxis	112
Frischpflanzenheilmittel Aesculaforce/Venen-Tropfen	116
Nützliche Adressen	117
Kleines Venenlexikon	118

Vorwort

Dieses Buch
aus A. *Vogel's neue Schriftenreihe* behandelt das Thema Venenerkrankungen unter zwei Gesichtspunkten.
Zum einen erfahren Sie alles, was aus ärztlicher Sicht zu dem Thema zu sagen ist, zum anderen wird dargestellt, was Sie selbst tun können um Venenleiden vorzubeugen oder sie zu lindern. In der Kombination von gezielter Vorsorge und Schul- sowie Naturmedizin liegt das Geheimnis schöner und beschwerdefreier Beine.

Dr. med. Nikolaus Linde ist Facharzt für Venenerkrankungen und Autor mehrerer Fachbücher. Seine Schwerpunkte liegen neben der Venenheilkunde im Bereich der Alternativmedizin und der Naturheilkunde. Er informiert Sie über alle anatomischen und medizinischen Aspekte der Venenerkrankungen und sagt Ihnen, welche Behandlungsmethoden in der Schul- und der Naturmedizin infrage kommen. Von der uralten Therapie mit Blutegeln bis zur hochmodernen Verödungstechnik mit Katheter und Radiowellen präsentiert er das breite Spektrum der ganzheitlichen Medizin. Sie erfahren, worauf Sie achten müssen und welche Massnahmen in der Behandlung sowie in der Vor- und Nachsorge erfolgversprechend sind.

Sylvie Hölterhoff-Salzmann ist diplomierte Gesundheitsberaterin AAMI, Journalistin und in der Öffentlichkeitsarbeit tätig. Ihr liegen nicht nur die Zusammenhänge zwischen Körper und Seele am Herzen, ihr Interesse richtet sich vor allem auch auf die präventiven Massnahmen. So hat sie in diesem Buch alles zusammengetragen, was Sie selbst für die ganzheitliche Gesundheit Ihrer Venen tun können – sowohl in der Vorsorge als auch dann, wenn schon Beschwerden aufgetreten sind. Einige Tests, zahlreiche praktische Anleitungen und Rezepte nach alter Tradition runden die Information ab.

Verlag A. Vogel
Ingrid Zehnder-Rawer
Chefredaktorin

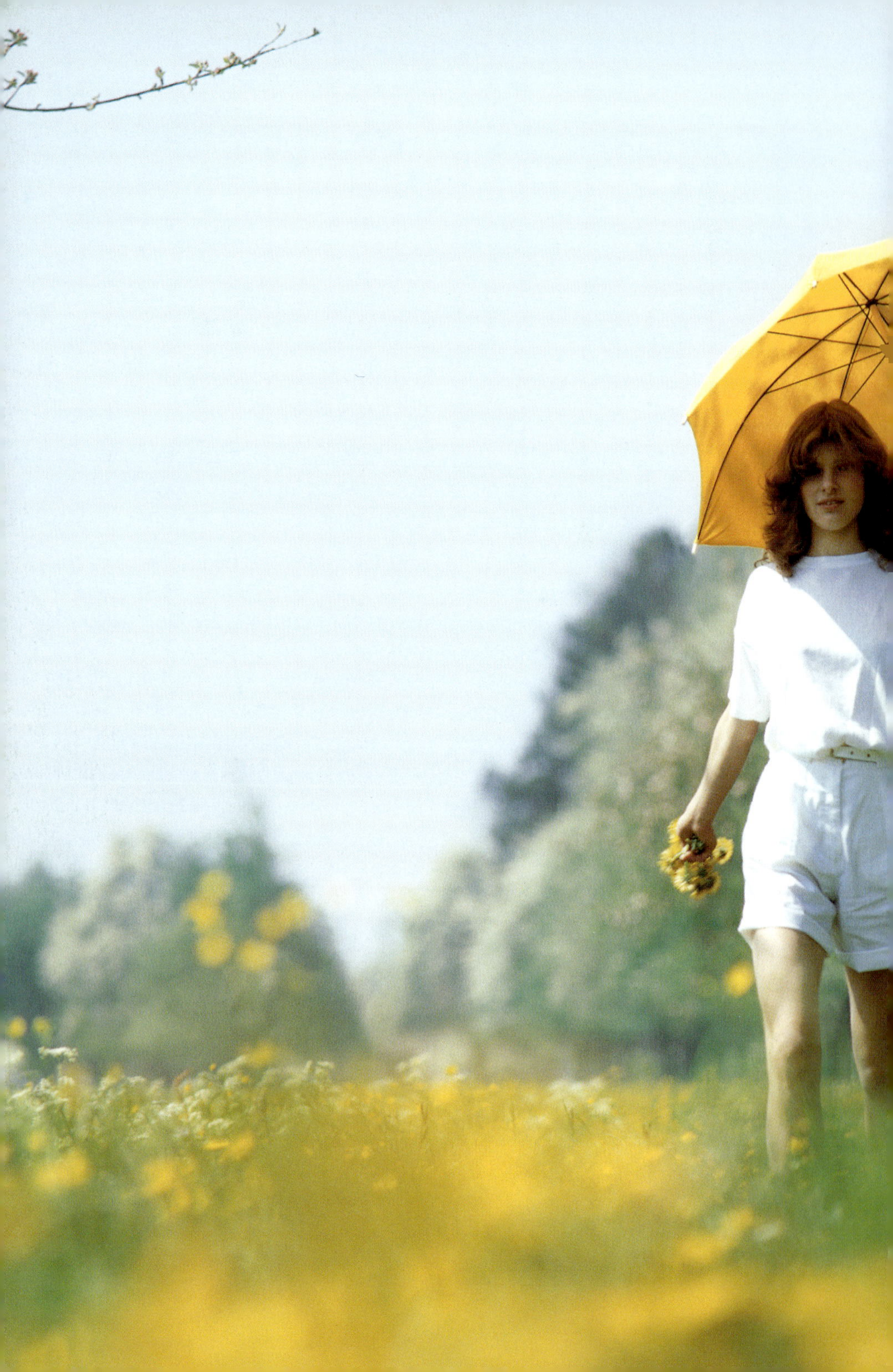

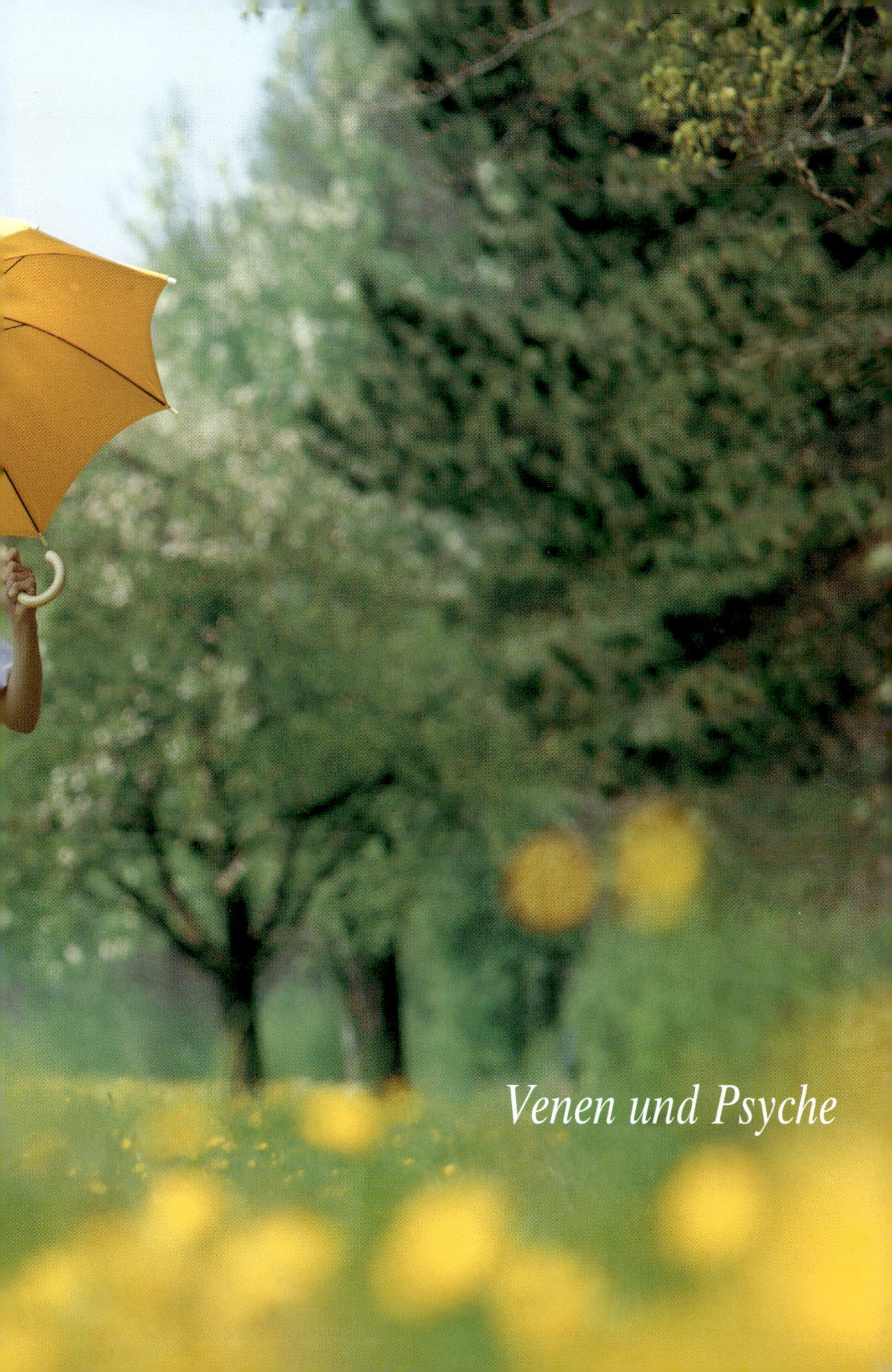

Venen und Psyche

Venen und Psyche

Die ganzheitliche Betrachtung des Menschen ist eine spannende und faszinierende Sache. Kaum ein Geschöpf auf Erden besteht aus so vielen einzigartigen Zusammenhängen wie der Mensch: Sein Körper mit den wunderbar aufeinander abgestimmten Organfunktionen, sein Stoffwechselprogramm, seine Selbstreinigungs- und Selbstheilungsfähigkeit, die komplizierten Vorgänge im Gehirn wie die empfindsame Psyche. Sind alle drei Aspekte, der Körper, die Psyche und der Geist, im Lot, empfinden wir eine grosse Lebensqualität und bezeichnen uns als gesund. Nicht immer, aber doch immer häufiger erkennen wir, dass psychische Faktoren eine wichtige Rolle im Beschwerdebild oder dem Verlauf einer Krankheit spielen.

Gehen wir zunächst auf den Körper ein. Vor allem auf das Fühlen des eigenen Körpers. Wann haben wir uns im Alltag zum letzten Mal wirklich gespürt? Normalerweise nehmen wir unseren Körper erst wahr, wenn wir ihn zu sehr strapaziert haben. Wenn uns der Rücken oder die Beine weh tun. Wenn der Kopf schmerzt oder die Glieder schwer sind. Es wäre aber wichtig, den Körper auch zu spüren, wenn es ihm gut geht, wenn er entspannt ist, und wir uns ausgeglichen und zufrieden fühlen.

Angenommen, der Körper würde uns nach einem langen Arbeitstag eine grosse Müdigkeit signalisieren. Zeigt dies Schwäche? Nein, es sagt uns nur, dass wir verdient haben, jetzt zu ruhen, uns zu pflegen und zu erholen. Mit einem positiven Verständnis im Hinterkopf gehen wir mit unserem Körper ganz anders um, als wenn wir davon ausgehen, wir seien erschöpft, weil wir etwas falsch gemacht haben oder zuviel Negativstress aushalten mussten. Damit wir an dem guten Körpergefühl teilhaben können, sollten wir auch unseren Beinen mehr Pflege und Aufmerksamkeit widmen. Wir sind es gewohnt, regelmässig zum Frisör zu gehen, vielleicht auch zur Kosmetikerin. Wir achten auf gute Kleidung, gönnen uns den Luxus von Kosmetika, Parfüms und vielleicht auch von Massagen bei verspanntem Rücken. Unsere Füsse und Beine dagegen kommen meist zu kurz. Frauen entfernen vielleicht in den Sommermonaten die Beinhaare und lackieren die Fussnägel, doch wo bleibt die liebevolle Zuwendung zu unseren «Säulen», unseren «Stützpfeilern»?

Auf die Beine kommen

Wir stehen mit beiden Beinen im Leben und nehmen die Beine in die

Hand, um alles Mögliche zu erledigen. Wenn wir weiche Knie haben und uns kaum mehr auf den Beinen halten können, kommen wir doch immer wieder auf die Beine, falls uns nicht jemand einen Knüppel dazwischen wirft. Wir reissen uns ein Bein aus für die Firma, die eigentlich auf schwachen Füssen steht und für den Chef vielleicht nur ein Klotz am Bein ist. Solche und viele ähnliche Redensarten und Sprüche zeigen, wie wichtig für uns Menschen das Wohlergehen der Beine ist – oder zumindest sein sollte.

Die Beine haben also eine besondere Bedeutung und bestimmen, wie wir uns im Leben bewegen oder wo wir im Leben stehen. Deshalb sollten wir uns auch mit der psychosomatischen Seite auseinandersetzen. Nicht nur die genaue Anlage der Zellen für den Körperaufbau ist in den Genen vorprogrammiert, auch Strukturen des Charakters, des Temperaments und gewisse Grundzüge der Persönlichkeit sind durch die Erbmasse festgelegt. Durch Erziehung und Umwelt werden die entsprechenden Anlagen gefördert oder unterdrückt. Bauen sich dann über Jahre Belastungen auf, die uns vielleicht anfangs gar nicht bewusst sind, meldet sich irgendwann doch die innere Stimme der Psyche oder des Unterbewusstseins. Wir erhalten die Chance, in uns hinein zu hören und Schritte zu unternehmen, welche uns vor einer ernsteren Erkrankung bewahren. Wenn die Sprache der Seele ignoriert wird, wenn unser Bewusstsein sich der inneren Stimme verschliesst, tritt oft ein körperliches Symptom oder ein Schmerz auf. Noch einmal bekommen wir Gelegenheit, die Ursache des Schmerzes herauszufinden und ihn zu behandeln. Allerdings besteht die Gefahr, dass wir lediglich die Symptome bekämpfen und die Sprache des Körpers mit Medikamenten zum Schweigen bringen. Viele tun dies so lange, bis sie gezwungen sind, sich mit einer ernsten Krankheit auseinanderzusetzen.

Im Zusammenhang mit Venenerkrankungen kann das Ensemblespiel von Körper, Psyche und Geist nicht Hauptthema sein. Es wäre aber in vielen Fällen sehr hilfreich, wenn wir uns angewöhnten, auf die gleichberechtigte Stimme der Psyche zu hören, denn auch sie könnte Licht in das Dunkel der komplizierten Entstehung einer Krankheit bringen. Die ganzheitliche Betrachtung muss natürlich auch Faktoren wie genetisch bedingte Einflüsse und äussere Umstände berücksichtigen.

Das Spiel zwischen der Seele und dem Körper

Ein Mensch, der aus Furcht, Wut oder Kummer eine Körperhaltung einnimmt, welche seiner Umwelt ohne Worte zeigt, was er empfindet, kann bei lange andauernden Spannungen ein typisches Verhaltensmuster entwickeln. Das muskuläre Zusammenspiel festigt sich und zeichnet sich letztlich im äusseren Körperbild ab. Einige Muskelpartien können sich verkürzen und verdicken, andere greifen auf das Bindegewebe über oder machen steif und unbeweglich. Ähnlich wie bei chronisch werdenden Krankheiten, entziehen sich die körperlichen Vorgänge dem Willen und werden Teil von uns, ob sie nun «gesund» sind oder nicht. Sie lassen sich durch blosse Überlegung oder geistiges Bewusstmachen nur sehr schlecht korrigieren. Die daraus resultierenden Störungen der Körperenergien bringen den freien Fluss ins Stocken und äussern sich in körperlichen Beschwerden.

Die Vorstellung, dass sich der Körper als Gefäss für Emotionen und Lebenseinstellungen darstellt, ist spannend und unheimlich zugleich. Wir werden gezwungen, in uns hineinzuschauen und zu überlegen, wo gewohnheitsmässige Haltungen und Einstellungen geändert werden könnten, um damit einen Beitrag zur Verbesserung der Körperlichkeit zu leisten. Wir haben es hier nicht einfach mit Schwächen zu tun, deren wir uns schämen müssten; es handelt sich vielmehr um eine Auseinandersetzung mit uns und der Umwelt, und dies setzt Grösse und Selbstvertrauen voraus. Vertrauen auch in die Natur und unser inneres Wissen.

Vom Halten und Fliessen

Das Bindegewebe verknüpft alle spezifischen Zellen, gibt ihnen Halt und verbindet auch einzelne Organe und Funktionseinheiten zu einem grösseren Ganzen. Ein schwaches Bindegewebe zeigt bei einem Menschen einen Mangel an Halt, eine Tendenz zur Nachgiebigkeit und ein Defizit an innerer Spannkraft. Dies sollten wir nicht wertend sehen, sondern bedenken, dass gerade diese Menschen oft auch sehr verletzlich sind, vielleicht schlecht vergessen können und deswegen ein wenig nachtragend sind. Dies würde dann im Körper durch die schnellen blauen Flecken bestätigt, die sich beim geringsten Anstossen sofort bilden.

Eng mit dieser Bindegewebsschwäche verbunden ist die Tendenz zu Krampfadern. Das Blut versackt in den oberflächlichen Beinvenen und fliesst nicht genügend zum Herzen zurück. Dass der Kreislauf einen übergewichtigen Pol im unteren Körperbereich eines Menschen hat, könnte auf einen zu starken Erdbezug, auf eine gewisse Schwerfälligkeit und Trägheit sowie auf einen Mangel an Spannkraft und Elastizität hindeuten. Oft passen auch eine Anämie, ein zu tiefer Blutdruck sowie kalte Hände oder Füsse in dieses Persönlichkeitsmuster.

Das Fliessen der Körperenergien kommt immer mehr ins Stocken und kann, durch das Blut übersetzt, zu Verdickung und Verklumpung führen. Eine Thrombose oder gar eine Embolie wären mögliche Folgen. Äussere Beweglichkeit setzt innere Beweglichkeit voraus. Könnten wir festgefahrene Ansichten und starre Meinungen zu weitherzigen Auffassungen und toleranten Urteilen werden lassen, würde das auch zu einem veränderten Fliessen in unserem Körper führen. Manche gehen sogar so weit zu unterstellen, dass bei Krampfadern auch das Denken festgefahren oder verkrampft sei. Nun, es sei jedem überlassen, ein Körnchen Wahrheit in solchen Behauptungen zu finden. Die Aufforderung würde lauten: flexibler, gelöster und freier durchs Leben zu gehen. Eine ehrliche Auseinandersetzung mit uns selbst hilft uns, von allfälliger Trägheit und Schwerfälligkeit wegzukommen. Wir erkennen, wo wir in unserer Haltung, Meinung und unserem Urteil erstarrt sind. Auch lernen wir so herauszufinden, wo wir zu nachgiebig sind, wo wir uns mit mehr Stärke und innerer Kraft einsetzen müssen. Die Veränderung beginnt also wie so oft von innen nach aussen. Interessant sind Beobachtungen bei Frauen und Männern, welche sich einer Krampfaderoperation unterziehen mussten und sich dann in der Rekonvaleszenz viel intensiver mit ihren Beinen auseinandersetzten. Viele fassten den Vorsatz, künftig mehr für die Gesundheit ihrer Beine zu tun. Das Bewusstsein wurde geweckt – wenn auch manchmal nur vorübergehend.

Dieses Buch soll mithelfen, die guten Vorsätze als Teil der körperlichen und seelisch-geistigen Pflege in den Alltag zu integrieren.

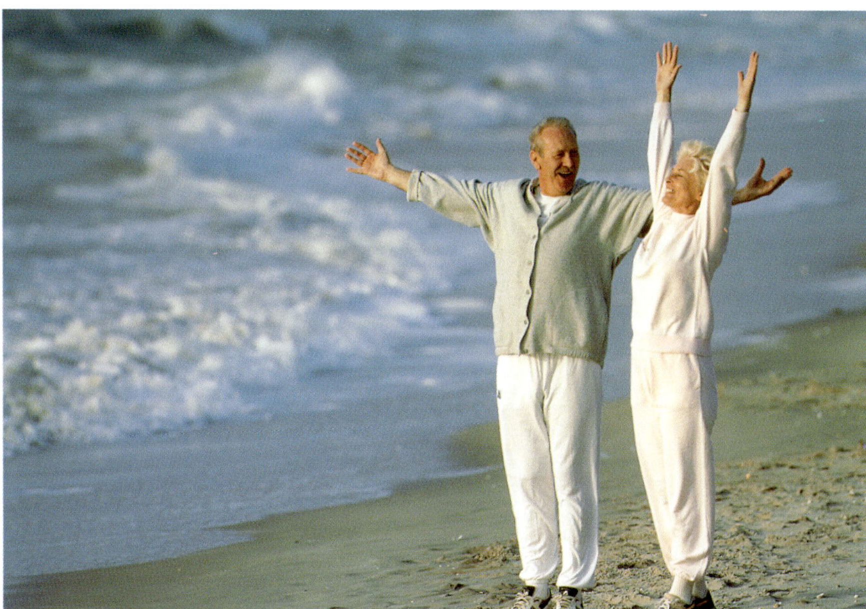

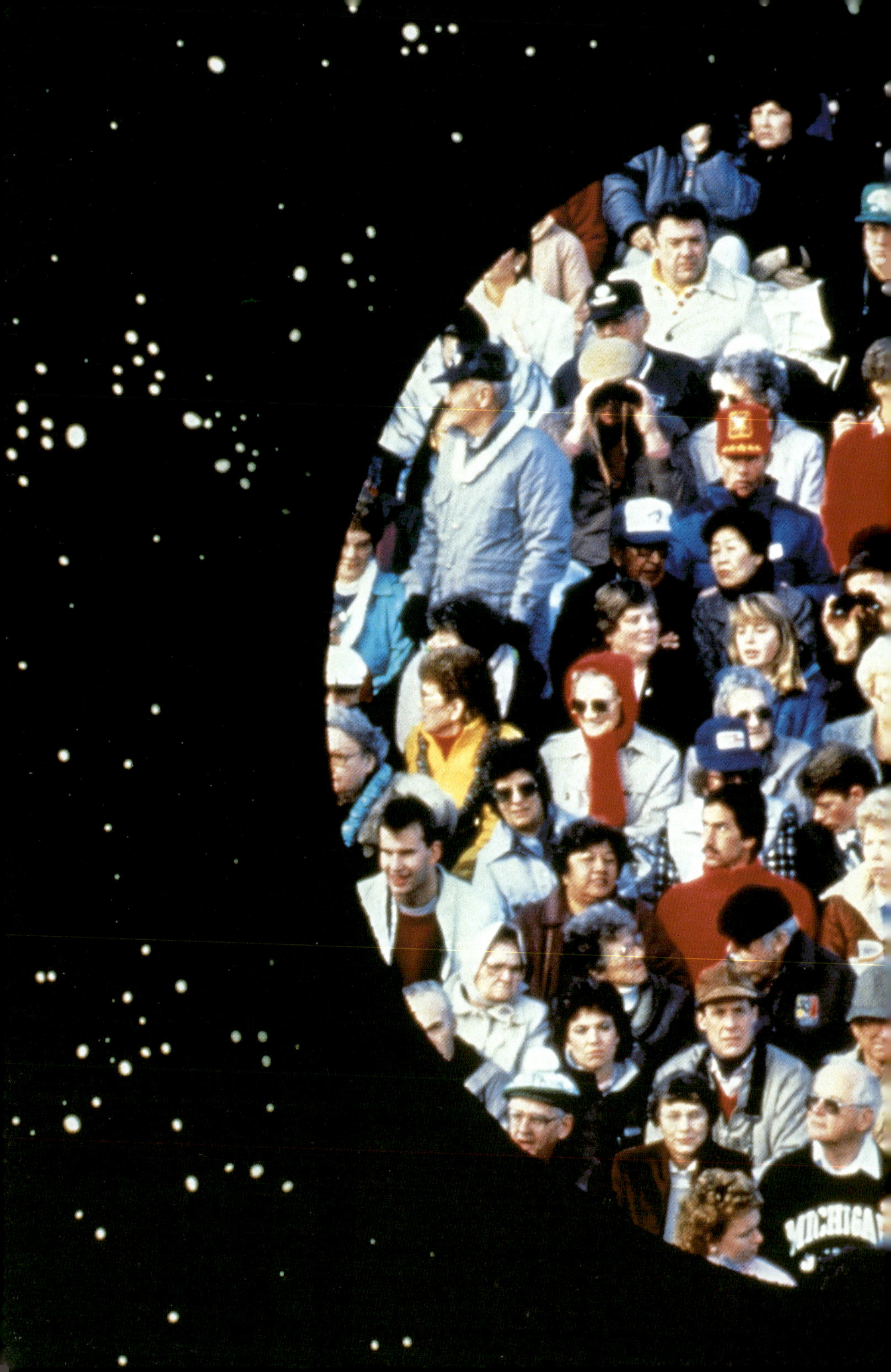

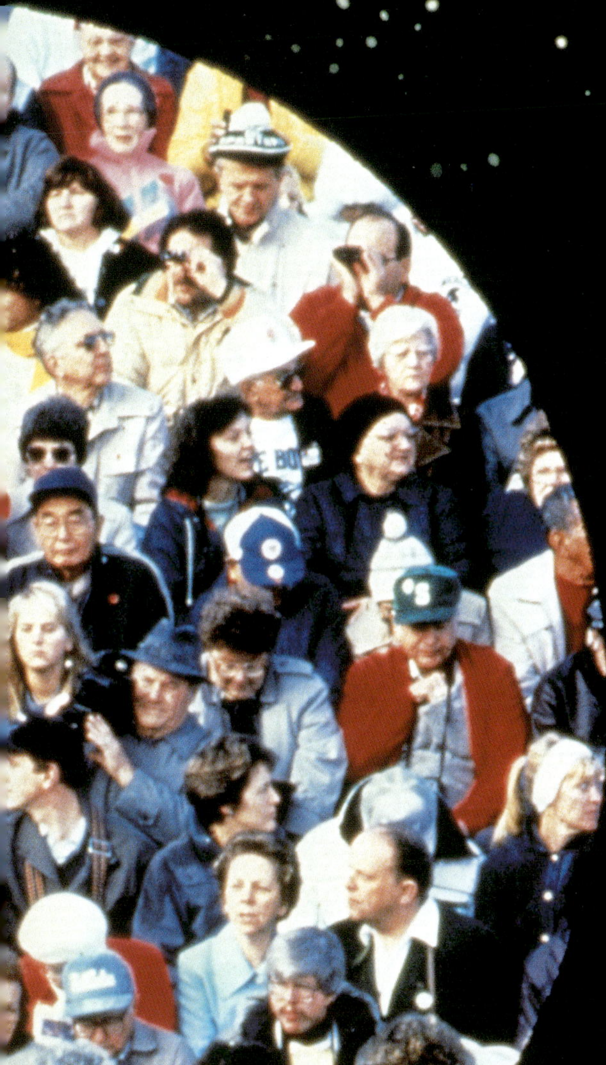

Venenleiden – eine Volkskrankheit

Der Blutkreislauf

Zum Leben benötigt der Mensch Sauerstoff. Ohne ihn gehen die Zellen des Körpers innerhalb weniger Minuten zugrunde. Sauerstoff wird in der Lunge aus der Atemluft in das Blut aufgenommen, das unaufhörlich im Kreislauf zirkuliert. Damit der Sauerstoff alle Bereiche des Körpers erreichen und versorgen kann, besteht ein unvorstellbar grosses Netz an Blutgefässen, das aneinandergereiht eine Strecke von über hunderttausend Kilometer ergibt. Muskeln, Knochen, Sehnen, innere Organe, Gehirn etc. nehmen den Sauerstoff aus dem Blut auf und geben das «verbrauchte» Blut zusammen mit Stoffwechselprodukten, den sogenannten «Schlacken», in den Kreislauf zurück. Das Blut fliesst zurück zur Lunge, wird dort mit frischem Sauerstoff versorgt und erneut in den Körper gepumpt. Der Kreislauf beginnt von neuem.

Die treibende Kraft des ganzen Systems ist das Herz, ein kräftiges Hohlmuskelorgan, das unablässig pumpt und den Blutkreislauf aufrecht erhält. Gefässe, in denen sauerstoffreiches Blut vom Herzen in die Körperorgane fliesst, heissen Arterien. Als Venen bezeichnet man diejenigen Blutgefässe, die das sauerstoffarme, schlackenreiche Blut zurück zum Herzen befördern.

Arterien sind kräftige Gefässe, in deren Wänden viele Muskelfasern zu finden sind. Sie müssen dem Druck standhalten, mit dem das Herz das Blut in den Kreislauf pumpt. Dieser sogenannte Blutdruck liegt bei 80 bis 120 mm Hg. Arterien stellen somit ein Hochdrucksystem dar. Sie gabeln sich in immer kleinere Verästelungen, die sogenannten Kapillaren auf, welche die Blutversorgung auch der entlegensten Körperstellen gewährleisten.

Venen sind muskelschwache Gebilde, in denen nur ein geringer Blutdruck herrscht (Niederdrucksystem). Ihre Aufgabe ist es, das verbrauchte, sauerstoffarme Blut aus den Organen zu sammeln und zum Herzen zurückzuleiten. Nur 15 Prozent des gesamten Blutes befindet sich in den Arterien, während über 80 Prozent im venösen Gefässsystem gespeichert ist. Venen sammeln nicht nur das Blut und transportieren es zurück zum Herzen, sondern dienen auch als Speicher. Man spricht vom «venösen Pol». Die Steuerung dieses venösen Speichers erfolgt über das vegetative, d.h. unbewusste, Nervensystem, das die Muskelspannung der Venenwand beeinflusst. Dieser Tonus erlaubt es, das Blutvolumen der jeweiligen Körperposition anzupassen. Dies kann man z.B. jeden Morgen beim Aufstehen beobachten. Kaum setzt man die Füsse zu Boden und richtet sich auf, droht das Blut in den Beinen zu versacken. Nur die blitzschnelle Erhöhung des muskulären Venentonus verhindert einen Durchblutungsmangel im Gehirn. Neben der Speicher- und Rücktransportfunktion steuern die Venen auch die Körperwärme. Wird es dem Körper zu warm, erweitert er die Venen, deren Wärme damit leichter nach aussen abgegeben werden kann. Bei Kälte ziehen sich die venösen Gefässe zusammen und verhindern einen unnötigen Wärmeverlust.

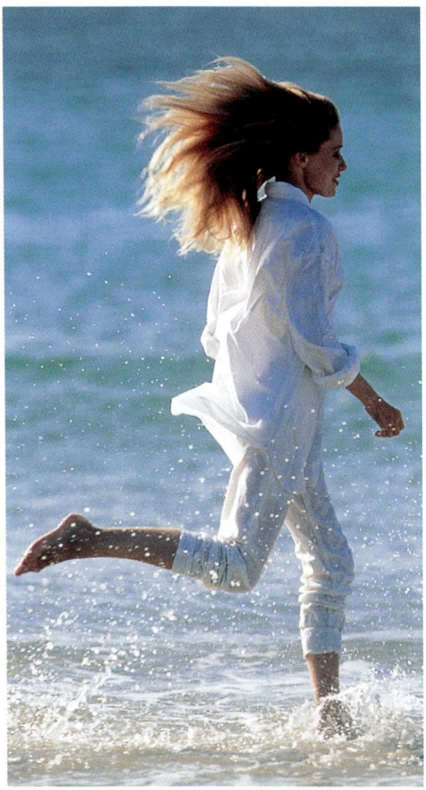

Das Venensystem am Bein

Die Beinvenen bestehen aus einem tiefen (Muskel- und Leitvenen) und einem oberflächlichen System (oberflächliche Hauptstämme), die als grosses Netzwerk das Bein aussen und innen durchziehen und über unzählbare kleinere Venen miteinander verbunden sind. Der Rücktransport des Blutes aus dem Bein ist vor allem den tiefen Venen vorbehalten, die unsichtbar im Inneren des Beines von Arterien, Knochen, Muskeln und Bindegewebe umgeben, über 80 Prozent des Blutes dem Herzen zurückführen. Sie sind im Stande, ihre Transportkapazität zu steigern, wenn sich der venöse Abstrom aus den oberflächlichen Venen vermindert. Spielend gewährleisten sie den venösen Rückstrom zum Herzen auch dann, wenn grössere Teile des oberflächlichen Systems z.B. durch eine Krampfader-Operation ausgeschaltet werden.

Eine reibungslose Funktion der tiefen Venen ist für einen genügenden Rücktransport des venösen Blutes, d.h. für gesunde Beine, unentbehrlich. Erkrankungen wie z.B. eine Abflussstörung durch eine Blutgerinnselbildung (Thrombose) führt unweigerlich zu Stauungen im Bein, da die oberflächlichen Venen ihre recht geringe Rücktransportkapazität nur mässig steigern können. Diese liegen knapp unter der Haut und sind manchmal als bläuliches Netzwerk sichtbar. Sie sammeln das Blut aus den oberflächlichen Schichten wie Haut und Unterhaut auf und leiten es zu den grossen oberflächlichen Hauptstämmen, den Rosenvenen, die in der Kniekehle und in der Leiste in das tiefe Venensystem münden. Die Bedeutung der oberflächlichen Venen für den Rücktransport des Blutes zum Herzen ist eher gering, da nur 10 bis 20 Prozent hier hindurchfliessen. Das oberflächliche Venensystem besteht neben einem grossen Netzwerk kleinerer Seitenastvenen aus zwei Venenhauptstämmen, in denen sich das Blut sammelt.

Die erste, die grosse Rosenvene, *Vena saphena magna* genannt, entspringt im Knöchelbereich des Fusses. Sie verläuft an der Innenseite des Beines nach oben und mündet in der Leiste in das tiefe Venensystem ein. Sie erhält auf ihrer gesamten Länge Zufluss aus kleineren Seitenästen. Die kleine Rosenvene, *Vena saphena parva*, verläuft auf der Rückseite des Unterschenkels von der Achillessehne bis zur Kniekehle. Hier mündet sie in das tiefe Venensystem. Die grosse und die kleine Rosenvene sind nicht nur durch viele kleine Venenäste untereinander sondern auch mit den tiefen Venen verbunden.

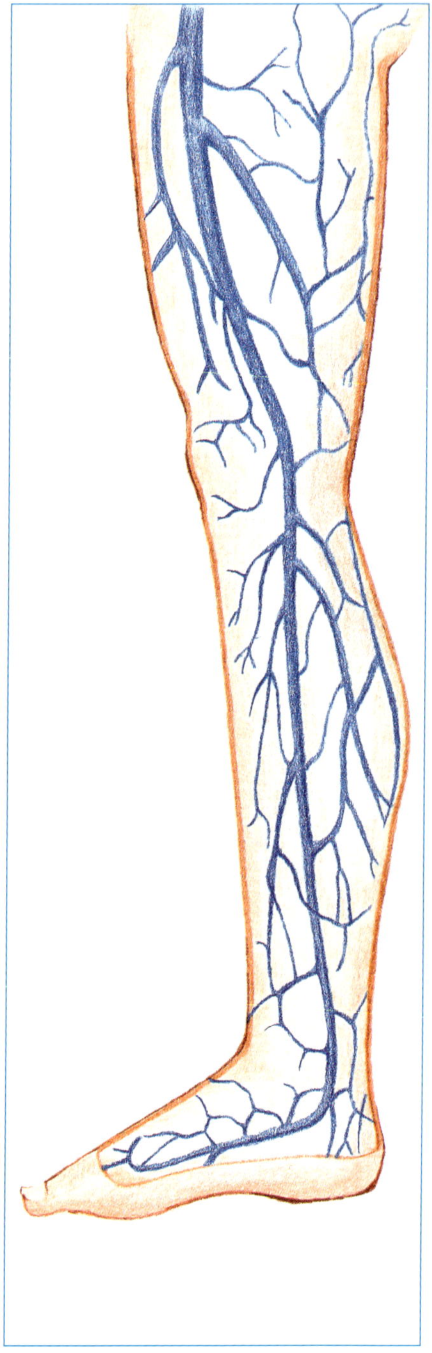

Die grosse Rosenvene zieht sich entlang der Innenseite des Beines nach oben und gehört zu den oberflächlichen Venenstämmen.

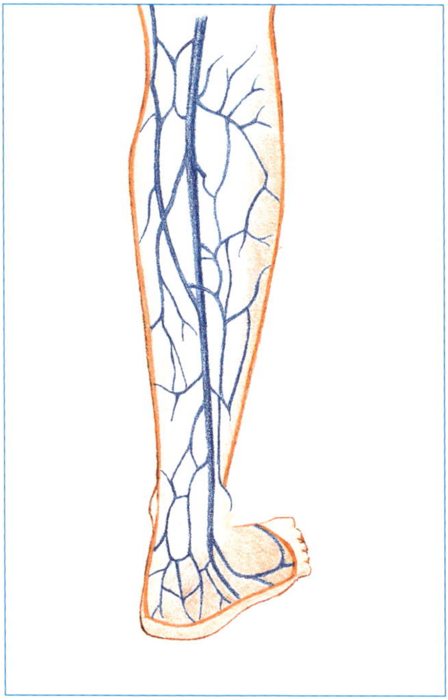

Die kleine Rosenvene verläuft auf der Rückseite des Unterschenkels.

Die Venenklappe besteht aus drei Segeln, die sich öffnen, wenn das Blut herzwärts fliesst.

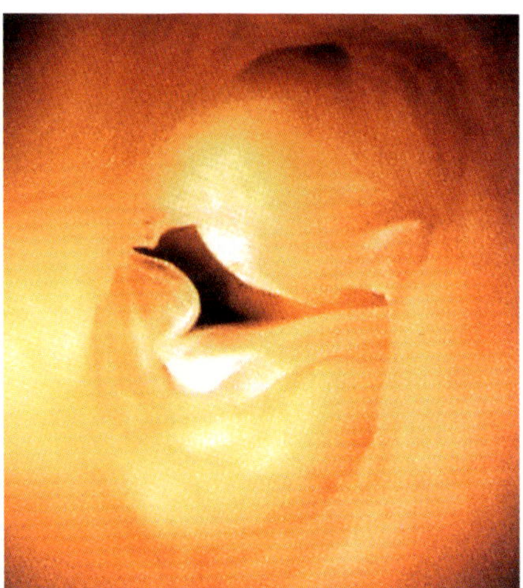

Wie die Beinvenen funktionieren

Die Beinvenen haben zur Aufgabe, das Blut aus den Beinen entgegen der Schwerkraft nach oben zum Herzen zurückzutransportieren. Dies ist nicht einfach, da das Blut lieber der Schwerkraft folgend in den Beinen verbleiben möchte. Es gibt drei Mechanismen, die den venösen Rücktransport entgegen der Schwerkraft trotzdem ermöglichen.

Das wichtigste System sind die Venenklappen, die alle acht bis zehn Zentimeter in den venösen Gefässen zu finden sind und mit einem Ventil vergleichbar den Blutfluss nur in eine Richtung, nach oben zum Herzen erlauben. Sie sind aus drei Taschensegeln aufge-

Werden oberflächliche Venen funktionslos, indem sie beispielsweise durch eine Operation entfernt werden, oder verstopft sie ein Blutgerinnsel (Thrombose), so fällt dies für den Rücktransport des venösen Blutes zum Herzen nicht ins Gewicht, da genügend andere Venen diese Aufgabe übernehmen können.

baut, die das Gefäss verschliessen können. Kaum sackt das Blut nach unten, dichten die Klappen sofort ab und verhindern einen Rückfluss nach unten.

Sobald der Muskel angespannt, d.h. bewegt wird, presst er die Venen zusammen und das Blut aus dem Muskel hinaus. Es fliesst dann entgegen der Schwerkraft nach oben, weil die Venenklappen eine andere Blutflussrichtung verhindern.

Ein drittes System, das in bescheidenerem Masse am Rücktransport des Blutes zum Herzen beteiligt ist, stellt die Arterienpumpe dar. Bei genauer Betrachtung fällt auf, dass die tiefen Beinvenen eng um eine pulsierende Arterie herum verlaufen. Jede Pulswelle, die vom Herzschlag ausgelöst wird, führt in diesen Arterien zu kurzen rhythmischen Erweiterungen, welche die eng anliegenden Venen zusammen drücken. Die Folge ist auch hierbei ein passiver Blutfluss in den Venen, der bei intakten Klappen herzwärts strömt.

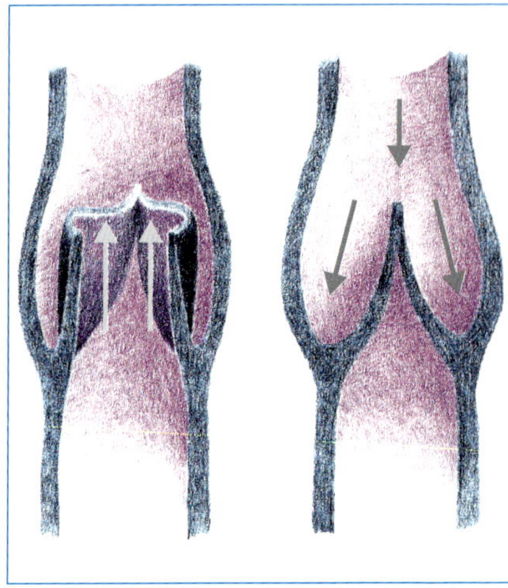

Wenn das Blut herzwärts fliesst, öffnen sich die Venenklappen (links). Danach schliessen sie sich sofort wieder, um ein Zurücklaufen des Blutes zu verhindern.

Die pulsierende Arterie übt einen leichten Druck auf die benachbarte Vene aus. Dadurch wird das Blut in Richtung Herz gepumpt.

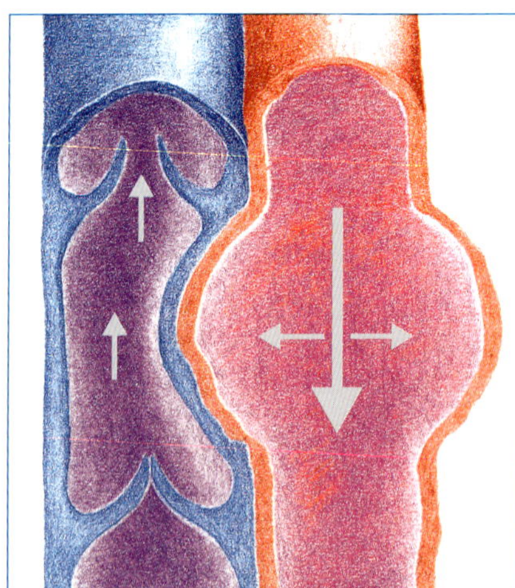

Die Schlüsselstelle Bindegewebe

Das Bindegewebe dient zur Umhüllung und Unterteilung der Organe im Körper und bettet sie in der Umgebung ein. Es ist entscheidend an der Formgebung und -erhaltung beteiligt. Zum Bindegewebe gehören lockere, straffe und vernetzte Strukturen. Es besteht zum einen aus einer weichen Grundsubstanz, zum anderen aus Fasern wie z.B. Kollagen, die dem Gewebe die Festigkeit geben. Auch das Fett im Körper und besonders unter der Haut gehört hierzu.

Das Bindegewebe ist auch Ablagerungsort für Abfallstoffe des Körpers, sogenannte Schlacken, die vor allem bei falscher Ernährung und Bewegungsarmut anfallen. Die Qualität des Bindegewebes, d.h. der Grad seiner Straffheit, hängt von Erbfaktoren (d.h. Konstitution), vom Alter und von den Hormonen ab.
Ein ideales, straffes Bindegewebe findet man bei Neugeborenen, während die Belastungen über Jahre durch Bewegungsmangel, Sonneneinstrahlung, falsche Ernährung, Einlagerung von Schlacken, Gewichtsveränderungen und Hormone zu Veränderungen wie der sogenannten Bindegewebsschwäche führen. Die Folge können Schwangerschaftsstreifen, Cellulite und Venenleiden sein.

Venenleiden, Cellulite und Co.

Unter Schwangerschaftsstreifen versteht man feine Risse des Unterhautgewebes, des Kollagens, die sich als ein bis zwei Millimeter breite Linien besonders im Bereich des Bauches und der Oberschenkel zeigen. Schwangerschaftsstreifen können bei entsprechender Konstitution schon in der Jugend auftreten. Am häufigsten entstehen sie aber während einer Zeit, in der der Körper schnell an Volumen zunimmt. Eine rasche Gewichtszunahme und Schwangerschaften sind hierbei die häufigsten Ursachen. Sind Schwangerschaftsstreifen einmal entstanden, weil eine effektive Vorbeugung versäumt wurde, bilden sie sich nie wieder zurück. Auch dann nicht, wenn die Schwangerschaft beendet oder das Gewicht wieder reduziert wird. Therapeutisch hilft hier nur die Lasertherapie, die mit der Hitze des Laserstrahls die Streifen verkleinern und abflachen kann. Eine deutliche optische Verbesserung des Gesamtbildes ist fast immer möglich, ein vollständiges Verschwinden der Schwangerschaftsstreifen hingegen nur selten erreichbar.

Unter Cellulite versteht man die sogenannte Orangenhaut, die als unregelmässige, dellenförmige Hautveränderung in Erscheinung tritt. Ursache sind

Lymphstauungen im Unterhautbindegewebe, die zu einer netzartig eingezogenen Oberfläche der Bindegewebesepten, dem sogenannten Matratzen-Phänomen, führt.

Cellulite tritt besonders im Hüft-, Po- und Oberschenkelbereich auf. Sie betrifft ausschliesslich die Haut und das Fettgewebe darunter und entsteht unabhängig vom Gewichtszustand eines Menschen. Neben vererbten Faktoren spielt der Hormonhaushalt und die Bewegungsarmut eine grosse Rolle bei der Ausbildung von Cellulite, da sie beide zu einer Minderdurchblutung des Unterhautfettgewebes führen.

Die effektive Behandlung der Cellulite gestaltet sich bis heute schwierig und ist nur so lange wirksam wie sie regelmässig durchgeführt wird. Die zurzeit beste Therapie ist die Endermologie®, eine Vakuumsaugrollmassage, die zu einer massiven Durchblutungssteigerung führt, Schlackenstoffe entfernt und die Lymphschwellung verschwinden lässt. Sie ist eine Modifikation der sogenannten Matrix-Regenerationstherapie und allen anderen Cellulitebehandlungen wie Wickel, klassischer Massage, Cremes und Salben weit überlegen.

Eine weitere Folge der Bindegewebsschwäche ist die Entstehung eines venösen Leidens infolge einer Schwäche der Muskelstrukturen der Venenwände. Sie ist in den entsprechenden Kapiteln beschrieben.

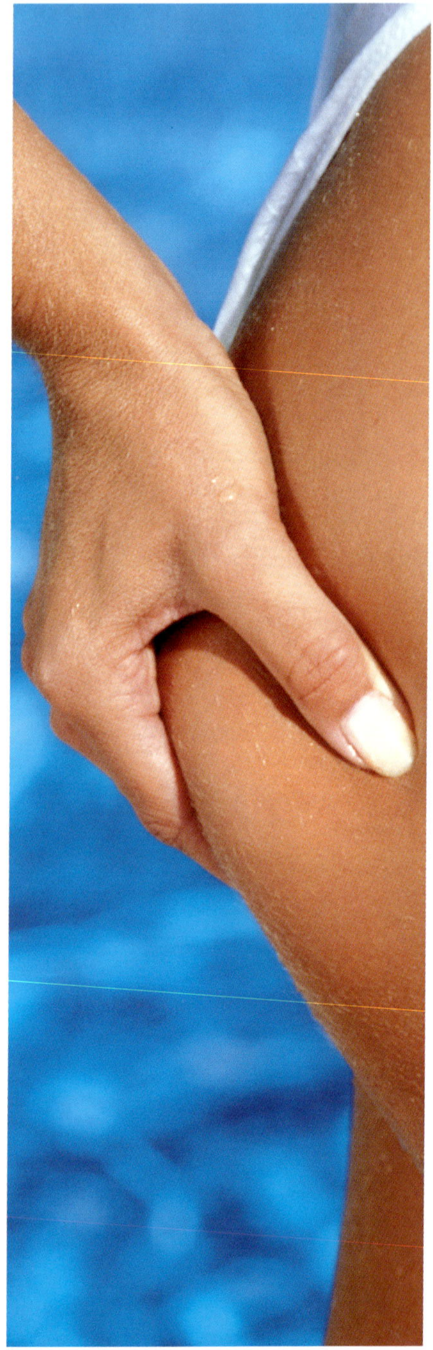

Venenleiden – eine Volkskrankheit

Unter Venenleiden versteht man sämtliche Erkrankungen des oberflächlichen und tiefen Venensystems. Hierzu zählen Krampfadern und Thrombosen sowie ihre Folgen, die chronische venöse Stauung. Sie ist eine der häufigsten Erkrankungen. Die Zahlen sprechen für sich: Jeder zweite Mensch klagt über Probleme mit den Beinen, jeder achte hat eine behandlungsbedürftige Venenerkrankung und jeder 30. Bürger hat oder hatte ein offenes Bein. Die Behandlung dieser Erkrankungen kostet die Gesellschaft Jahr für Jahr Milliarden.

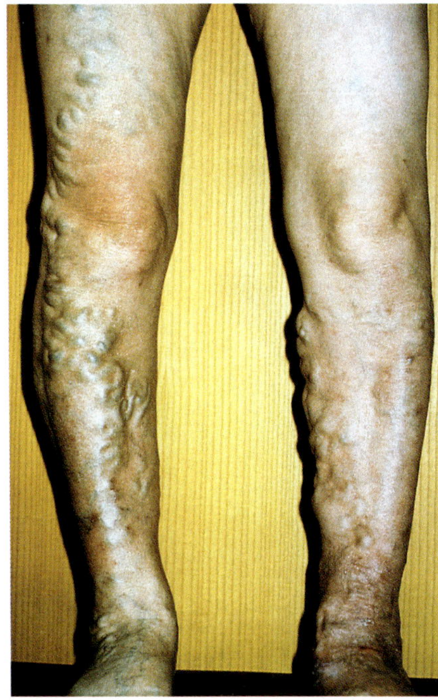

Krampfadern der Stamm- und Seitenastvenen treten vor allem an der Innenseite des Beines und im Wadenbereich auf.

Krampfadern – die häufigste Erkrankung

Krampfadern, auch Varizen oder Varikosis genannt, bezeichnen krankhaft erweiterte und geschlängelte Venen. Ihr Name leitet sich vom altdeutschen Wort *kramp* wie krumm ab. Mit «Krampfen» haben sie nur wenig zu tun.

Krampfadern sind die häufigste Erkrankung der oberflächlichen Beinvenen. Sind sie einmal entstanden, bilden sie sich nie mehr zurück. Am Bein finden sich verschiedenste Krampfadertypen, die teilweise rein kosmetische, oft aber krankhafte Bedeutung haben.

Krampfadertypen – leicht selbst erkennen

Krampfadern teilt man ein in grosse Stamm- und Seitenastkrampfadern, Netzvenen und Besenreiservarizen (geplatzte Äderchen). Diese sind leicht selbst am Bein zu erkennen. Ihre medizinische Bedeutung ist je nach Typ unterschiedlich.

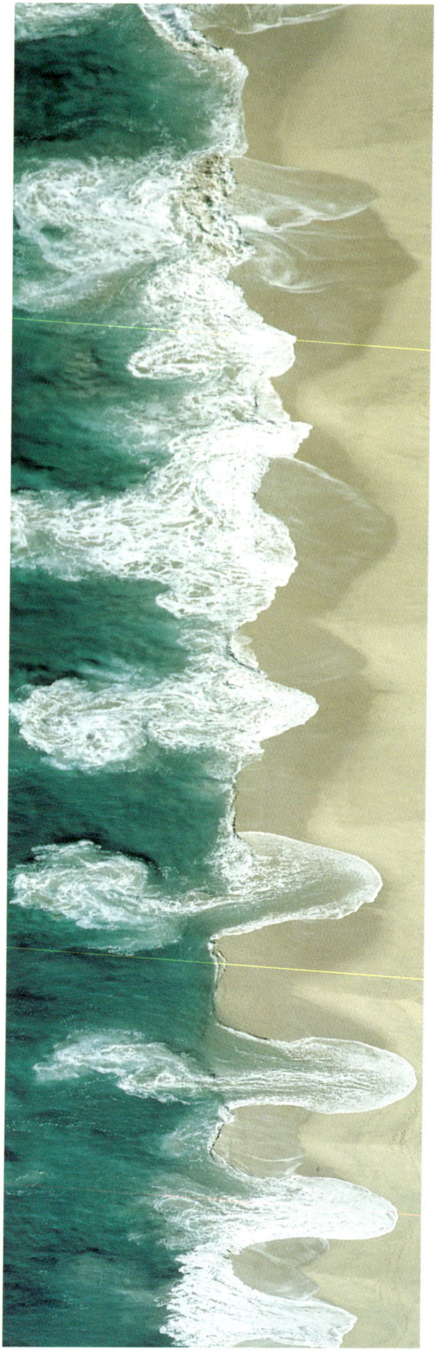

Besenreiser

Die kleinste und feinste Form der Krampfadern sind die sogenannten Besenreiser, im Volksmund als geplatzte Äderchen bezeichnet. Sie treten fächerförmig an einzelnen oder mehreren Orten an den Beinen auf und erinnern in ihrer Struktur an gebundenes Birkenreisig, aus dem früher Besen angefertigt wurden. Dies gab ihnen den Namen.

Besenreiservenen sind fast ausschliesslich von kosmetischer Bedeutung, doch können sie ähnlich wie Netzkrampfadern zu örtlichen Beschwerden führen. Oftmals korrelieren die Symptome mit dem weiblichen Hormonzyklus. Besenreiser können auf eine ernstere venöse Stauung hinweisen, auch wenn man ansonsten keine grösseren Krampfadern sieht. Die Entstehung von Besenreisern ist nach wie vor ungeklärt, aber wahrscheinlich sind lokale Stauungsphänomene für ihr Entstehen verantwortlich, z.B. im Bereich grösserer Lymphstauungen an den Aussenseiten der Oberschenkel einhergehend mit Cellulite. Auch Stauungen z.B. durch einen Bluterguss am Bein oder permanentes Sitzen mit übereinandergeschlagenen Beinen kann Besenreiservenen verursachen. Besenreiser treten selten als alleiniges Phänomen auf. Fast immer werden sie aus retikulären Venen (Netzvenen) gespeist, den sogenannten Nährvenen. Diese müssen bei einer allfälligen Behandlung von Besenreisern unbedingt aufgesucht und mittherapiert werden, um ein langandauerndes Resultat zu erreichen.

Netzkrampfadern

Netzkrampfadern (retikulare Varikosis) oder Netzvenen sind kleine, gut sichtbare, meist bläulich durch die Haut schimmernde Venen, die wie ein Netz die Haut durchziehen. Das Bein sieht aus, als sei es marmoriert. Patientinnen sprechen oft von dünner (durchsichtiger) Haut. Netzvenen spielen für den Bluttransport am Bein kaum eine Rolle. Ihre Bedeutung ist meist kosmetischer Art, doch ist es in Einzelfällen möglich, dass sie lokale Beschwerden wie Juckreiz, Schmerzen etc. verursachen. Netzvenen können zudem Hinweis für eine ausgeprägtere Venenschwäche sein, bei der die grossen Hauptstämme zwar nicht mehr funktionstüchtig sind, sich aber noch nicht zu Krummadern (Varizen) ausgebildet haben.

Aus Netzvenen können sich im Laufe der Zeit grössere Seitenastkrampfadern bilden, die Beschwerden verursachen. Aus diesem Grund sollten Netzkrampfadern regelmässig kontrolliert und allenfalls behandelt werden, bevor sie sich vergrössern.

Gesunde Vene (links). In der Krampfader (rechts) schliessen die Venenklappen nicht mehr richtig, das Blut überdehnt die Ader.

Stamm- und Seitenastvarikosis

Die medizinisch wichtigste Form ist eine Krampfaderbildung der Stamm- und Seitenvenen. Hierzu zählen die grosse Rosenvene an der Innenseite des Beines, die kleine Rosenvene im Wadenbereich und ihre unzähligen Verbindungen untereinander (Seitenäste). Stamm- und Seitenastkrampfadern fallen durch stift- bis daumendicke Stränge im Bereich der grossen und kleinen Rosenvene und ihrer Verbindungen auf. Sie sind oft im Stehen und Sitzen gut sichtbar und tastbar und bevorzugen die Unterschenkel. Stamm- und Seitenastkrampfadern sind Ausdruck einer fortgeschrittenen kontroll- und behandlungsbedürftigen Venenerkrankung und sollten unbedingt einem Arzt gezeigt werden. Unbehandelt werden sie langsam aber stetig grösser und führen zu chronischen venösen Stauungen mit Hautveränderungen bis hin zum offenen Bein.

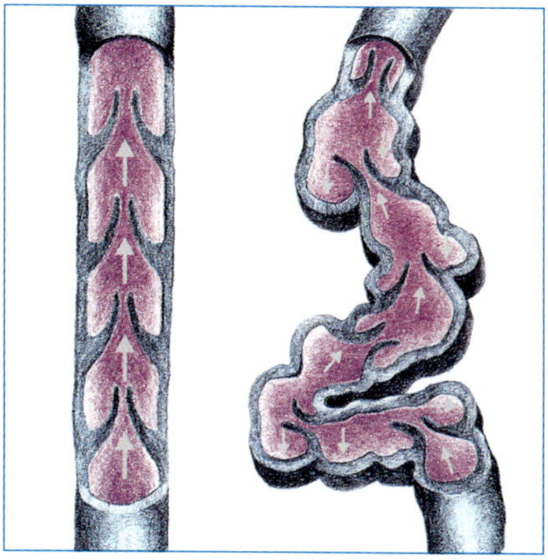

Wie Krampfadern entstehen

Am Anfang der Krampfaderentwicklung steht die Schädigung einer Venenklappe. Typischerweise sind als erstes diejenigen Klappen der grossen und kleinen Rosenvenen betroffen, die nahe den Einmündungsstellen in der Tiefe liegen – also im Bereich der Leiste und der Kniekehle. Warum das so ist, weiss man noch nicht. Wahrscheinlich spielt ein vererbter Klappenschaden eine Rolle, der zusammen mit bestimmten Risikofaktoren dann irgendwann das «Aus» dieser Klappen bedeutet. Und damit nimmt das Schicksal der Vene seinen Lauf. Denn nun kann das Blut im Bein zurückströmen, anstatt – durch den Ventilmechanismus der intakten Venenklappen gezwungen – nur herzwärts zu fliessen. Das ist immer dann der Fall, wenn sich der Druck im Bauchraum erhöht wie beim Pressen auf der Toilette, beim Husten oder beim Heben schwerer Lasten. Unter dieser Belastung geht irgendwann dann auch die nächste Klappe zugrunde und so weiter und so weiter. In der Folge wird die Funktion der Vene aufgehoben, d.h. das Blut fliesst nicht mehr gezielt zum Herzen, sondern «pendelt» im kaputten Venenabschnitt. Es staut sich dort und erweitert die Venen, so dass sie aussacken und sich zu schlängeln beginnen.

Eine intakte Rosenvene hilft beim Blutabfluss aus dem Bein mit, indem sie das Blut aus den oberflächlichen Schichten sammelt und es zur Leiste transportiert, wo sie es in die tiefe Hauptvene in Richtung Herz weiterleitet. Sind ihre Klappen jedoch zerstört, d.h. funktionslos, so belastet sie das Bein auf zwei Arten: Zum einen erfüllt sie ihre Sammel- und Transportaufgabe nicht mehr. Zum anderen fliesst an ihrer Einmündungsstelle nahe der Leiste immer wieder Blut aus der Tiefe über sie zurück in das Bein, was vom tiefen Venensystem nun zusätzlich in Richtung Herzen befördert werden muss. Es bildet sich ein «toter Blutkreislauf» mit sogenanntem Pendelblut, welches das tiefe Leitvenensystem überlastet und hier zu Folgeschäden führen kann.

Krampfadern sind nicht harmlos. Sie überlasten das tiefe Venensystem und führen dort zu nachhaltigen Folgeschäden. Die Bedeutung der entstandenen Krampfader liegt nicht darin, kosmetisch unschön auszusehen, sondern sie stellt eine empfindliche Störung im Venenabfluss des Beines dar.

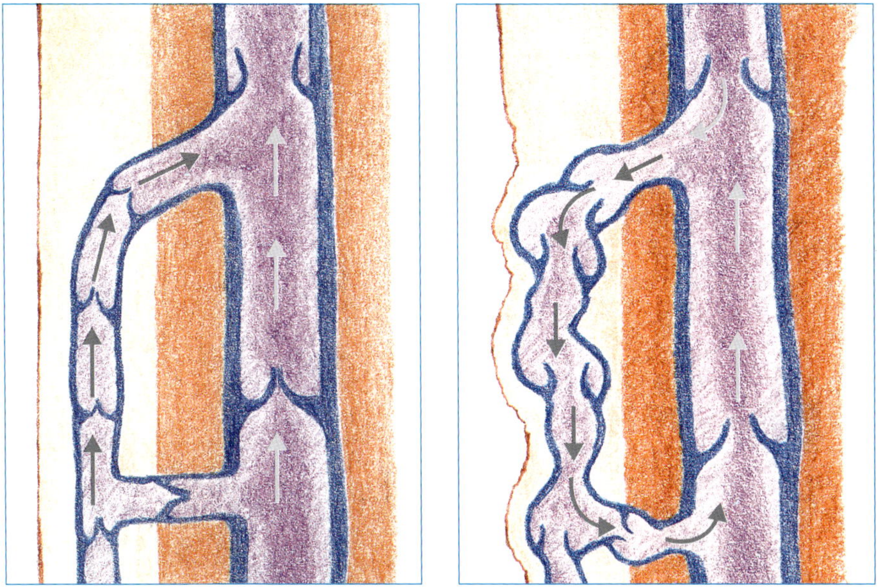

Die intakte Rosenvene leitet das Blut aus der Oberfläche in die tiefen Leitvenen (links). Sind ihre Klappen nahe der Mündung zerstört, so dreht sich der Blutfluss um: venöses Blut aus der Tiefe fliesst in die Rosenvene, in ihr in das Bein zurück und muss nun erneut vom tiefen Venensystem herzwärts befördert werden (Pendelblut).

Aus Gründen der Schwerkraft und des vermehrten Fettgewebes am Oberschenkel treten Krampfadern oftmals zuerst am Unterschenkel in Erscheinung, obwohl der Venenstamm bis nach oben zur Leiste oder Kniekehle funktionslos ist.

Die Ursachen einer Krampfaderbildung liegen oft in defekten Venenklappen im Bereich der Leiste und Kniekehle. Aus diesem Grund müssen diese Gebiete immer mituntersucht und gegebenenfalls mitbehandelt werden, auch wenn die Varizen nur am Unterschenkel sichtbar sind. Das Zugrundegehen von Klappen ist aber nicht nur auf den Leisten- und Kniekehlenbereich beschränkt, sondern kann überall am Bein auftreten. Bestimmte Risikofaktoren beschleunigen diesen Prozess: An einer vererbten Bindegewebsschwäche lässt sich nichts ändern. Versuchen Sie aber weitere Risikofaktoren zu vermeiden, um nicht schon bald an einem Venenleiden zu erkranken.

Ein Hauptfaktor, der eine Krampfader begünstigt, liegt in der sogenannten Bindegewebsschwäche. Hierunter versteht man eine erblich vorgegebene Veranlagung zu lockerem Bindegewebe, das unter Belastung schneller

Krampfadern bilden sich oft, weil die Venenklappen im Bereich der Leiste und der Kniekehle defekt sind. Daher müssen diese Bereiche mituntersucht und gegebenenfalls mitbehandelt werden, auch wenn die Varizen nur am Unterschenkel sichtbar sind.

nachgibt. Meist findet man auf Nachfrage bei den Eltern und Geschwistern des Patienten ebenfalls ein Venenleiden. Frauen sind hiervon vermehrt betroffen, da ihre Hormone zusätzlich auf das Bindegewebe wirken und seine Festigkeit herabsetzen. Dieser Effekt verstärkt sich bei vielen jungen Mädchen noch durch die Einnahme hormonhaltiger Verhütungsmittel.

Frauen sind aber auch noch aus einem anderen Grund vermehrt von Krampfadern betroffen, nämlich durch ihre Schwangerschaften. Etwa 30 Prozent aller Schwangeren leiden beim ersten, ca. 50 Prozent beim zweiten Kind unter Venenbeschwerden, auch wenn sich diese oftmals nach der Geburt wieder zurückbilden. Die Ursache hierfür liegt im grossen Druck, den die Gebärmutter dann im kleinen Becken und Bauchraum ausübt und mit dem sie auf die grossen Blutgefässe drückt, so dass der venöse Abfluss aus dem Bein erschwert ist. Aber nicht nur Schwangerschaften, auch andere Faktoren, die den Druck im Bauchraum erhöhen, können die Bildung von Krampfadern begünstigen. In erster Linie zählt hierzu das Übergewicht, bei dem im Bauch vermehrt Fettgewebe «drückt». Aber auch eine chronische Verstopfung kann infolge der Füllung des Mastdarmes mit hartem Stuhl sowie dem starken Druck bei der Entleerung auf der Toilette dem Blutabfluss hinderlich sein. Auch das Mass der Bewegung spielt eine ganz wesentliche Rolle.

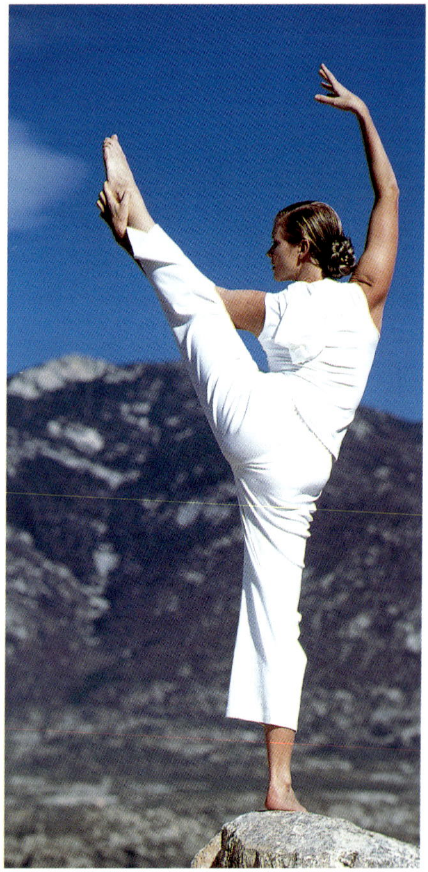

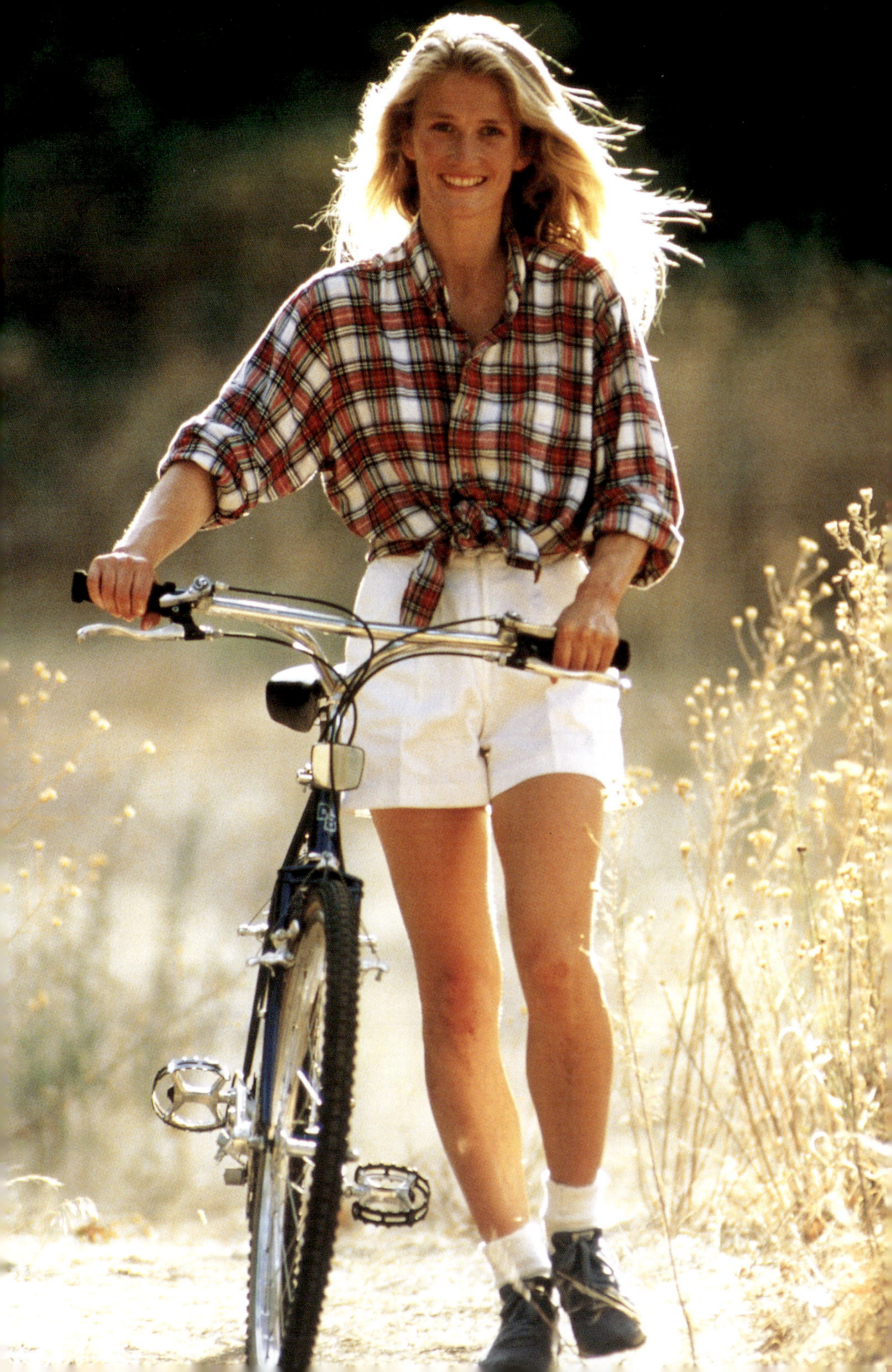

Eine Vene möchte täglich trainiert werden, denn nur so bleibt ihre Wand geschmeidig und elastisch. Nimmt das Ausmass der täglichen Bewegung ab, so verkümmern die Muskelfasern der Venen, sie «leiern aus».

Dies ist der Grund dafür, dass vor allem die stehenden und sitzenden Berufsgruppen wie Coiffeur, Koch, Sekretärin, Verkäuferin etc. über Venenleiden klagen, während aktive Menschen (Landwirte etc.) nur selten derartige Probleme kennen, die bei Naturvölkern übrigens fast unbekannt sind.

Natürlich begünstigt auch das Alter die Krampfaderentstehung, da beim älteren Menschen die Elastizität der Venen nachlässt. Genussgifte wie z.B. Alkohol können die Beinbeschwerden verstärken, in dem sie auf die Venenwände noch zusätzlich erweiternd wirken.

Einen ganz anderen Fall stellt die Verstopfung des tiefen Leitvenensystems z.B. durch eine Thrombose dar. In dieser Situation funktionieren die oberflächlichen Venen als Umleitungen, durch die das Blut nun fliessen muss. Dies führt zu einer Überlastung und in der Folge zu Krampfaderbildung. Diese Art der Varikosis, die durch eine tiefe Venenthrombose ausgelöst wurde, nimmt bezüglich ihrer Entstehungsart und der damit verbundenen ganz speziellen Therapie eine Sonderstellung ein.

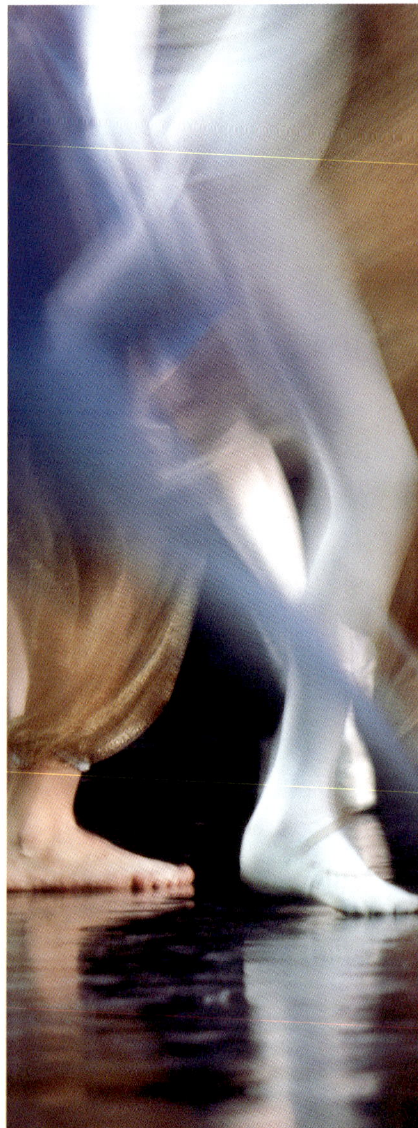

Test: Wie gesund sind meine Venen?

	Ja	Nein
Schwellen Ihre Beine im Laufe des Tages zunehmend an?	☐	☐
Hinterlässt der Sockenrand einen tiefen Abdruck in der Haut?	☐	☐
Juckt Ihre Haut immer wieder an den Unterschenkeln ohne erkennbaren Grund?	☐	☐
Sieht man an Ihren Beinen Besenreiser oder vergrösserte und geschlängelte Venen?	☐	☐
Verfärbt sich die Haut an Ihren Unterschenkeln mehr und mehr bräunlich?	☐	☐
Hatten Sie schon einmal eine Venenentzündung oder eine Venenthrombose?	☐	☐

Bewertung

Wenn Sie eine Frage mit Ja beantwortet haben, liegt bei Ihnen vermutlich eine Venenschwäche vor. Bei zwei oder mehr Ja-Antworten könnte es sich bereits um eine Venenerkrankung handeln. Lassen Sie sich von einem Arzt untersuchen.

Test: Mein Risiko, einmal Krampfadern zu bekommen.

	Ja	Nein
Traten bei Ihren Eltern Krampfadern auf?	☐	☐
Litt Ihr Vater oder Ihre Mutter an einer Thrombose oder Lungenembolie?	☐	☐
Haben Sie Schwangerschaften hinter sich oder sind Sie schwanger?	☐	☐
Sind Sie stark übergewichtig?	☐	☐
Arbeiten Sie vorwiegend im Sitzen oder Stehen?	☐	☐
Treiben Sie wenig oder gar keinen Ausgleichssport?	☐	☐

Bewertung

Je mehr Fragen Sie mit Ja beantwortet haben, desto grösser ist Ihr Risiko, an einem Venenleiden zu erkranken.

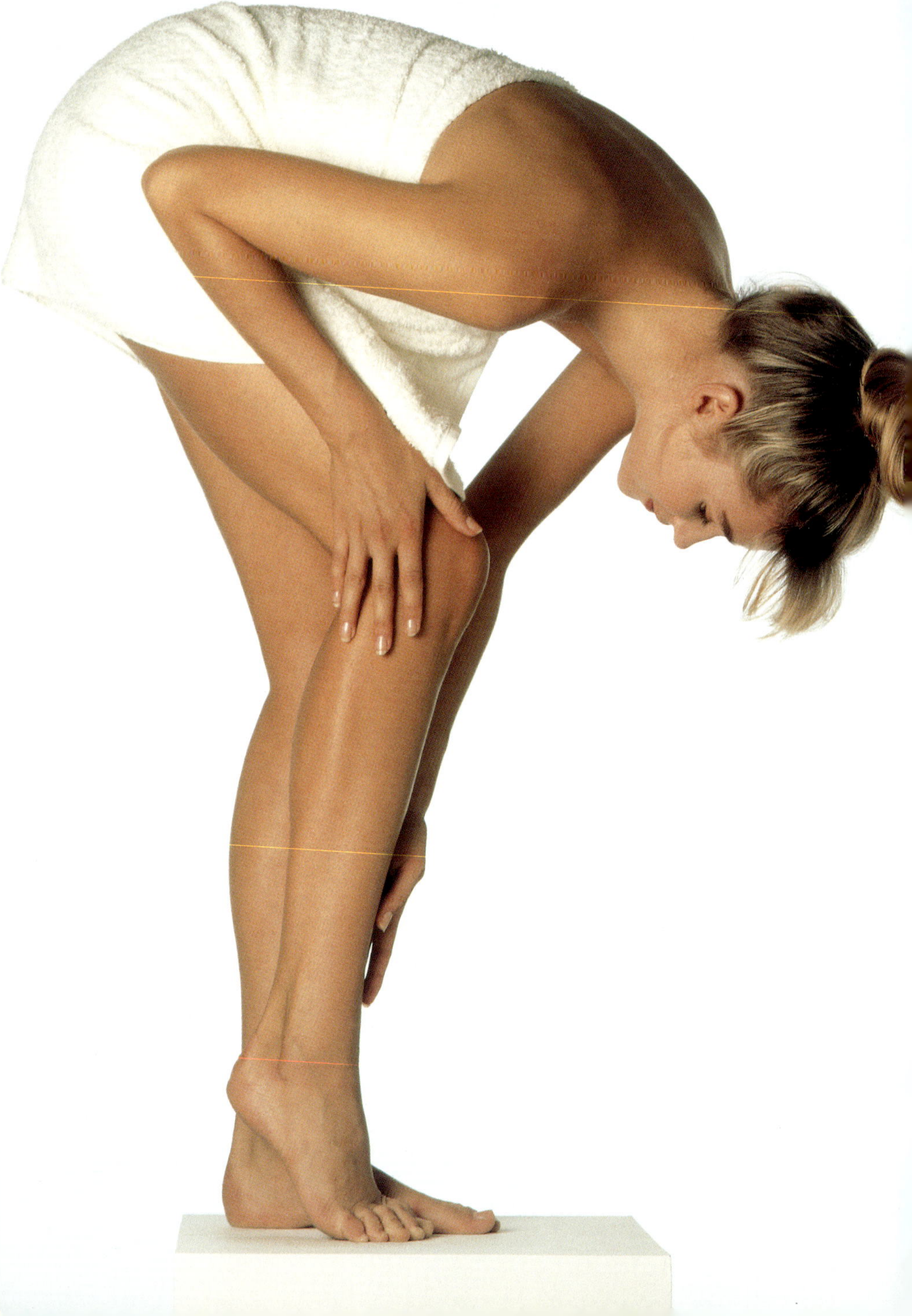

Sonderfall: Krampfadern in der Schwangerschaft

Krampfadern treten bei Frauen oftmals mit der ersten Schwangerschaft auf. Die Ursache ist klar: Die grossen hormonellen Veränderungen während der Gravidität führen zu einer Erschlaffung der Venenwände, was die Ausbildung von Varizen begünstigt. Dies ist auch der Grund, weswegen häufig schon in den ersten Monaten einer Schwangerschaft Krampfadern entstehen. In den letzten Monaten der Gravidität übt die wachsende Gebärmutter einen zunehmenden Druck auf die Venen im kleinen Becken aus und erschwert somit den Blutrückstrom zum Herzen. Die oberflächlichen Beinvenen erweitern sich. Die Klappen können nicht mehr richtig schliessen. Dies verstärkt die Stauung des Blutes und führt zur Aussackung der Venenwand; es bilden sich Krampfadern. In manchen Fällen nehmen Krampfadern bis zum Ende einer Schwangerschaft groteske Formen vom Unterschenkel bis in das Schamgebiet ein.

Nach der Geburt bilden sich die Varizen in der Regel grösstenteils zurück, da die Hormonspiegel sich wieder normalisieren und der Druck der grossen Gebärmutter verschwunden ist. Oftmals hinterlassen die gravie-

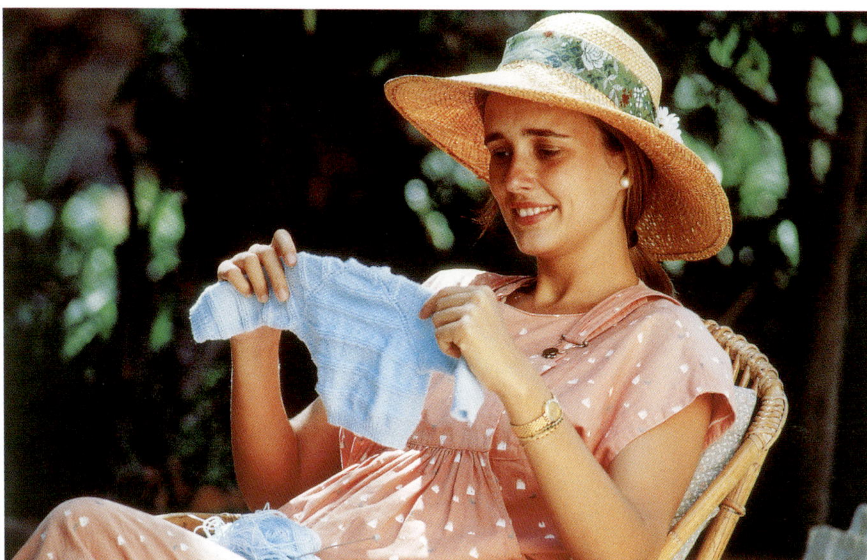

renden Veränderungen während der Schwangerschaft in den Venen jedoch Spuren, die dann, einige Jahre später, bei zusätzlichen Risikofaktoren wie Übergewicht, Bewegungsmangel, vererbter Bindegewebsschwäche oder einer überwiegend stehenden oder sitzenden Berufstätigkeit zum Wiederauftreten von Krampfadern führt.

Vorbeugung ist besser als Behandlung

Das einfachste und beste Mittel, eine Krampfaderbildung während der Schwangerschaften so gut wie möglich zu verhindern, ist das Tragen eines Kompressionsstrumpfes bzw. einer Kompressionsstrumpfhose. Die Industrie hat heutzutage gute Materialien entwickelt, die es auch in den warmen Sommermonaten ermöglichen, ohne grosse Beeinträchtigung der Lebensqualität täglich einen Kompressionsstrumpf zu tragen. Vor allem wenn man zu Krampfadern neigt, sollte frühzeitig mit einem Kompressionsstrumpf dem Auftreten von Varizen entgegengewirkt werden. Schwangere sollten, wenn möglich, alles vermeiden, was zu einer unnötigen Stauung

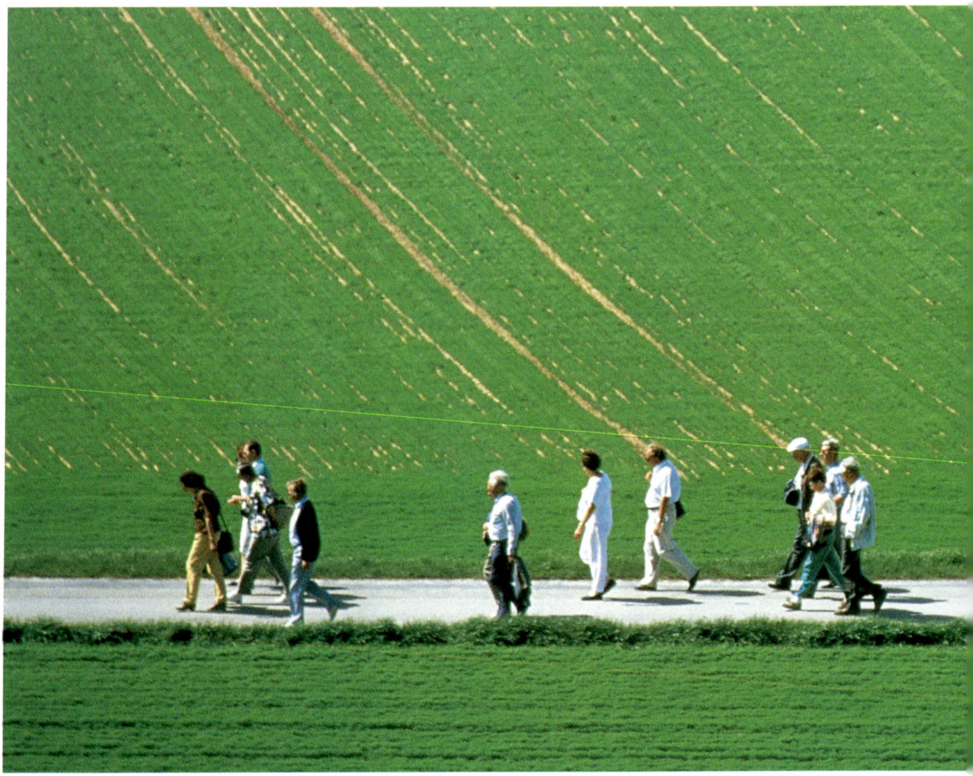

der Venen führen könnte. Gute Ratschläge sind:

1. Versuchen Sie, sich möglichst viel zu bewegen. Vermeiden Sie langes Sitzen und Stehen, laufen und liegen Sie stattdessen.
2. Gymnastische Übungen zur Entstauung und Venenwandstärkung durch Wasseranwendungen nach Kneipp unterstützen die Elastizität der Beine.
3. Eine Kompressionsbehandlung z.B. mit Verbänden oder Strümpfen sollte konsequent während der Schwangerschaftsmonate durchgeführt werden, um eine Krampfaderbildung möglichst zu verhindern.

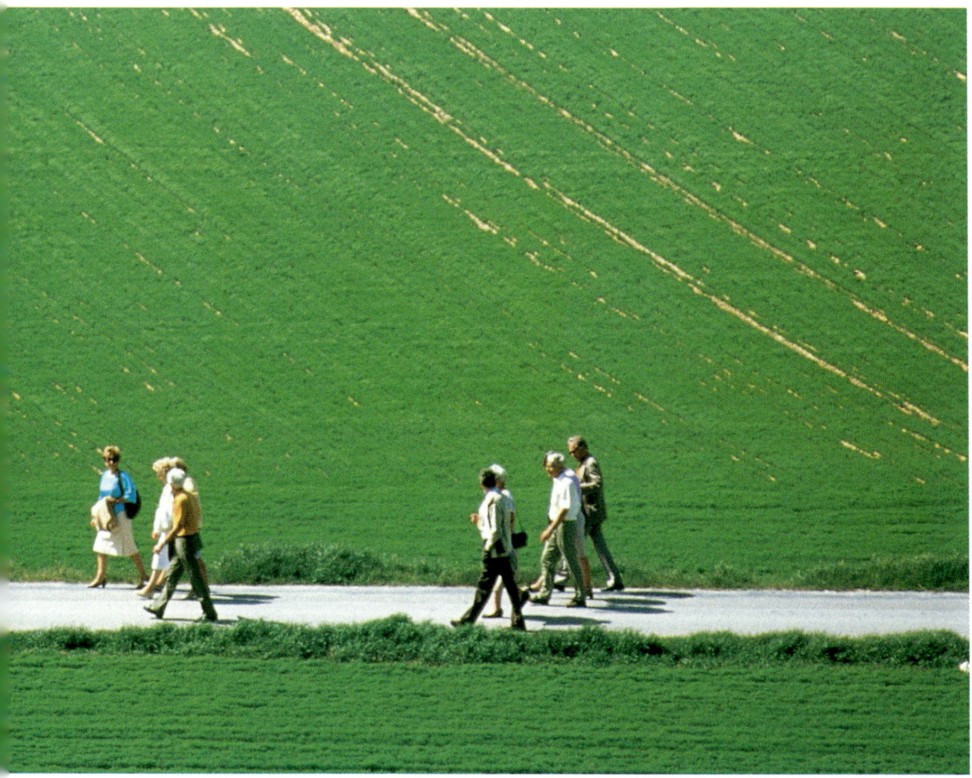

Krampfadern – viel mehr als ein kosmetisches Problem

Sind Krampfadern einmal entstanden, sollten sie regelmässig kontrolliert und gegebenenfalls behandelt werden, da sie ein Leiden darstellen, das zu Komplikationen wie Krampfaderblutung, Thrombosen, Venenentzündungen und zum chronischen Stauungssyndrom bis hin zum «offenen Bein» führen können. Unter den genannten Komplikationen haben die Betroffenen oftmals ein Leben lang zu leiden.

Grosse Studien aus Basel (Schweiz) und Tübingen (Deutschland) haben bewiesen, dass die Venenerkrankung ständig fortschreitet und unbehandelt zu den Krankheitsbildern der chronischen venösen Stauung führt. Damit werden Hautveränderungen am Unterschenkel bezeichnet, die von leichten Verfärbungen bis hin zum offenen Beingeschwür reichen. Nur die frühzeitige Diagnose der Erkrankung und Behandlung wie auch die Vorbeugung verhindern diese Entwicklung.

Im folgenden werden die wichtigsten Komplikationen der Venenkrankheit wie Krampfaderblutung, Venenentzündung und Venenthrombose beschrieben.

Die Krampfaderblutung – dramatisch, aber beherrschbar

Wenn am Bein grosse Krampfaderknoten sichtbar sind, reicht oftmals ein Bagatelltrauma, damit es zu einem Einriss der krankhaft veränderten Venenwand kommt – mit einer massiven Venenblutung als Folge.

Der Blutverlust kann rasch erfolgen und derart hoch sein, dass der Patient ohnmächtig wird oder sogar verbluten kann. Aus diesem Grund ist schnelle Hilfe angezeigt. Sollte es zu einer Blutung aus einem Krampfaderknoten kommen, muss der Patient zu Boden gelegt und die Beine hochgehalten werden.

Ein Druckverband mit einem etwas härteren Gegenstand, der mit einem Tuch um das Bein auf die blutende Stelle gedrückt wird, führt oftmals rasch dazu, dass die Blutung steht. Im schlimmsten Falle muss mit der Hand oder einem Finger die blutende Stelle abgedrückt werden. Sobald die Blutung aufgehört hat, sollte dann ein straffer Verband angelegt und unverzüglich ein Arzt oder Krankenhaus aufgesucht werden.

Thrombosen – Blutgerinnsel verstopfen die Venen

Unter einer Thrombose versteht man eine Blutgerinnselbildung in einer Vene, die zu einem Verschluss führt. Ein venöser Blutstrom ist dann nicht mehr möglich, es kommt zur venösen Stauung. Die Blutgerinnselbildung kann entweder in den oberflächlichen Venen auftreten – als sogenannte Venenentzündung – oder auch in den tiefen Venen, die zwischen den Muskeln und Knochen verlaufen.

Venenentzündung – schmerzhaft, aber harmlos

Eine Blutgerinnselbildung in den oberflächlichen Venen tritt gerne in grösseren Krampfadern auf. Sie führen zu einer schmerzhaften Rötung und Schwellung mit oftmals starker Druckempfindlichkeit, Hitzegefühl und gelegentlich leichten fiebrigen Temperaturen. Der Schmerz treibt den Patienten meist zum Arzt. Die oberflächliche Venenentzündung macht sich vor allem durch den Schmerz und die genannten anderen Symptome bemerkbar, ohne jedoch eine grössere Venenstauung zu verursachen. Dies liegt daran, dass die oberflächlichen Venen ein riesiges Netz an Umgehungsvenen aufweisen, so dass das Blut trotzdem problemlos in Richtung Herz abfliessen kann, auch wenn kleine Teilgebiete durch das Blutgerinnsel verstopft sind. Eine oberflächliche Venenentzündung sollte trotzdem unbedingt dem Arzt gezeigt werden. Nur er kann über die Behandlungsart entscheiden. In manchen Fällen reicht es, schmerzlindernde Medikamente und Salben zu geben. In anderen Fällen kann es sinnvoll sein, das geronnene Blut in der entzündeten Vene mit Hilfe eines kleinen Schnittes zu entfernen. Danach ist der Patient meistens sofort schmerzfrei. Bei ausgeprägten Befunden kann es notwendig sein, das Blut zu verdünnen und einen dicken Kompressionsverband anzulegen, um eine Ausweitung der Venenentzündung zu verhindern. Die Blutverdünnung kann mit Spritzen und/oder durch Tabletten erfolgen.

> *Hat jemand Krampfadern und ist eine Venenentzündung aufgetreten, müssen die Krampfadern (Varizen) unverzüglich behandelt werden, um weitere derartige Ereignisse zu verhindern.*

Die Venenentzündung, auch oberflächliche Venenthrombose genannt, ist schmerzhaft, aber harmlos. So gut wie nie verursacht sie Lungenembolien oder sonstige lebensbedrohliche Komplikationen. Sie heilt meistens folgenlos ab und hinterlässt in wenigen Fällen lediglich leichte Hautverfärbungen.

Die tiefe Venenthrombose – oft unbemerkt, aber gefährlich

Die Blutgerinnselbildung in den tiefen Venen verläuft ofmals unbemerkt und schmerzlos. Im Gegensatz zu den oberflächlichen Venen, deren grosses Venennetz Verstopfungen durch Blutgerinnselbildung mühelos ausgleichen kann, kommt es bei einer Thrombose der Venen in der Tiefe des Beines zwischen Muskeln und Knochen zu einer Stauung des venösen Blutes. Dies führt zu einer Beinschwellung, oftmals das einzige Zeichen, durch das sich eine tiefe Venenthrombose zeigt. Häufige Ursachen für die Blutgerinnung in den tiefen Venen sind Stauungen wie sie nach langen Sitzperioden z.B. auf einer Flugreise (sogenanntes Economy-Class-Syndrom) entstehen. Auch längere Bettlägerigkeit kann hierzu führen. Bei jungen Frauen ist die Kombination der Einnahme eines Verhütungsmittels zusammen mit Rauchen eine häufige Ursache für eine Thrombose. Daneben können erbliche Gerinnungsstörungen eine Übergerinnbarkeit des Blutes veranlassen, ebenfalls ein Risikofaktor für Thrombosen.

Um eine tiefe Venenthrombose auszuschliessen, sollte jede Beinschwellung, die sich nicht schnell von selbst zurückbildet, ärztlich untersucht werden.

Die tiefe Venenthrombose ist aus zwei Gründen unangenehm und gefährlich:

Im akuten Stadium kann sie an Grösse langsam zunehmen, so dass ein Teil des Blutgerinnsels vom Blutstrom losgerissen und zur Lunge transportiert wird. Es verstopft dann die Lungengefässe als sogenannte Lungenembolie. Lungenembolien sind auch heute noch eine häufige Todesursache. Ist das akute Stadium überstanden, kommt es in den folgenden Wochen zu einer langsamen Auflösung der Gefässverstopfung. Im günstigsten Fall lassen sich wenige Monate nach einer Thrombose keine Thrombosereste mehr in den Gefässen nachweisen. Oftmals kommt es allerdings zu Verklebungen der Klappensegel, so dass die tieferen Venenklappen nach einer Thrombose nicht mehr gut schliessen können. Dies nennt man das «postthrombotische Syndrom», das sich durch die ausgeprägte Venenstauung bemerkbar macht. Diese und ihre Folgeschäden werden noch beschrieben.

So gefährlich und unangenehm die tiefe Venenthrombose ist, so hat sie heutzutage durch moderne Behandlungsmassnahmen von ihrem Schrecken verloren. Vorausgesetzt, die Diagnose wird früh gestellt (mittels Ultraschallverfahren oder Röntgenkontrastmittel-Untersuchung), ist die tiefe Venenthrombose ungefährlich, wenn sie adäquat behandelt wird.

Moderne Medikamente, die aus Heparin und seinen Bestandteilen bestehen, erlauben es, in Spritzenform eine sofortige Blutverdünnung durchzuführen, so dass die Thrombose nicht weiter wachsen kann und die Gefahr von Lungenembolien gebannt ist. Dies ermöglicht es heutzutage, tiefe Venenthrombosen ambulant zu behandeln, d.h. ohne dass der Patient im Krankenhaus liegen muss. Allerdings muss er täglich seine Bauchspritze zur Blutverdünnung durchführen. Danach schliesst sich eine Blutverdünnung mit Tabletten über einige Wochen an. Zusätzlich ist der Kompressionsverband dringend notwendig, der die Venenwände derart fest zusammenpresst, dass das Blutgerinnsel sich nicht lösen und zur Lunge fortgeschwemmt werden kann. In manchen Fällen ist es trotzdem notwendig, dass der Patient einige Tage in ein Krankenhaus eingewiesen wird und Bettruhe einhalten muss.

Längeres Liegen (zum Beispiel nach Operationen oder im Wochenbett), Antibabypille, Rauchen, Krampfadern, Venenentzündungen und langes Sitzen (zum Beispiel Flugreise, Autofahren) können zu einer tiefen Venenthrombose führen.

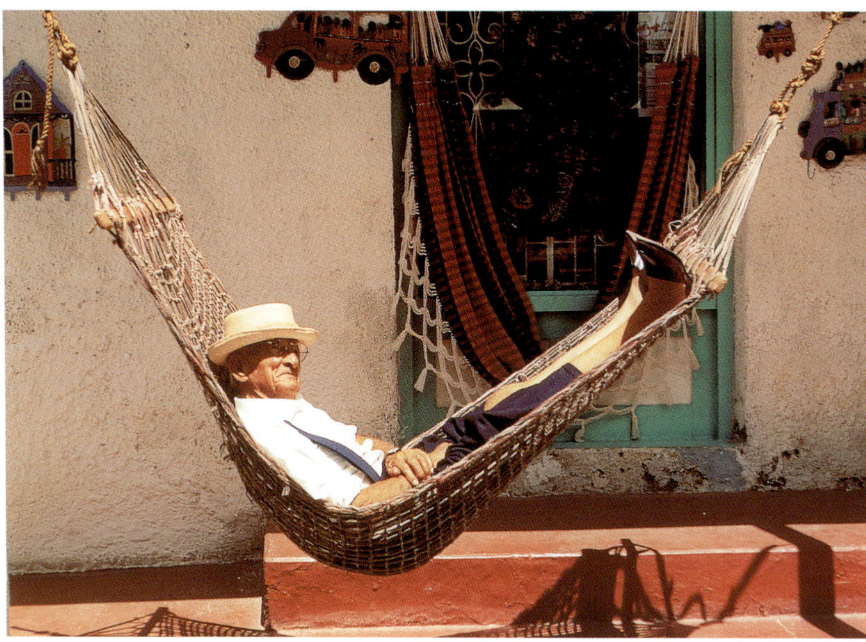

Die chronische Venenstauung

Die Folge von Krampfadern und Thrombosen ist die chronische Venenstauung. Krampfadern und Thrombosen (Blutgerinnselbildung) stören den reibungslosen venösen Abfluss entgegen der Schwerkraft in Richtung Herz empfindlich. Es kommt zu Abflussstörungen und Pendelblutbildung mit der Folge einer venösen Stauung. Die venöse Stauung führt im akuten Fall zu Beschwerden wie Schweregefühl der Beine, ausgeprägte Schwellung, Juckreiz etc. Langfristig, d.h. über Jahre gesehen, führt sie zu typischen Hautveränderungen bis hin zum offenen Beingeschwür. Sie wird in drei Stufen eingeteilt. In welcher Stufe Sie sich befinden, lässt sich leicht durch die Betrachtung Ihrer Beine beurteilen.

Die 1. Stufe – harmlose Körbchenvenen

Als erstes Anzeichen einer chronischen venösen Stauung treten kleine bläulich erweiterte Körbchenvenen auf, die um den Knöchel am Unterschenkel gelegen sind. Körbchenvenen, *Corona phlebectatica paraplantaris* genannt, sind ein häufiges Zeichen, das auf eine venöse Stauung hinweist. Körbchenvenen sind noch ohne grossen Krankheitswert, doch tritt dieser ein, wenn zusätzlich eine Beinschwellung auftritt. Dieses, Ödem genannt (entspricht Wasser in den Beinen), macht sich vor allem dadurch bemerkbar, dass der Schuh nicht mehr passen will oder die Socke einen Abdruck in der Haut hinterlässt. Sofern eine Venenerkrankung zu einer Schwellungsneigung führt, sollte diese unbedingt abgeklärt und behandelt werden, um ein Fortschreiten in die weiteren Stadien zu verhindern.

Die 2. Stufe – Hautveränderungen

Schreitet die chronische venöse Stauung fort, weil eine Behandlung verpasst wurde, treten lästige Beschwerden und typische Hautveränderungen auf: Die Haut beginnt sich zu verhärten (man nennt dies Sklerose) und braun zu verfärben. Das Bein wird oftmals berührungsempfindlich und Episoden schmerzhafter kleinerer Rötungen treten auf. Oft setzt ein quälender Juckreiz ein oder es entsteht ein Ekzem, das nicht mehr abheilen möchte. Schwere- und Müdigkeitsgefühl in den Beinen kommt oftmals dazu.

All diese Zeichen weisen auf eine hochgradige Venenstauung und Hautschädigung hin, die nicht mehr viel Zeit benötigt, bis das offene Beingeschwür entstanden ist. Eine adäquate venöse Abklärung und Behandlung muss unverzüglich eingeleitet werden! Sie darf nicht weiter hinausgezögert werden! Die Behandlung der venösen Stauung im Stadium 2 sollte zum einen die Ursache der venösen Stauung wie z.B. Krampfadern beseitigen. Daneben ist die langfristige Entstauungsbehandlung mit Verbänden und einem Kompressionsstrumpf unbedingt notwendig, damit sich die schwerst geschädigte Haut wieder erholen kann, weicher wird und die Gefahr eines Beingeschwürs gebannt ist.

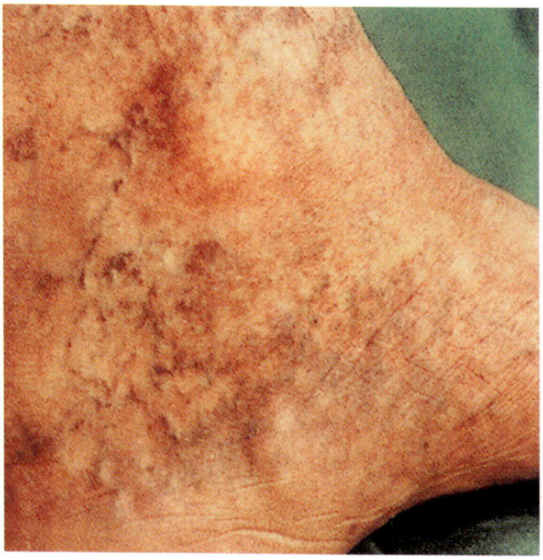

Die 1. *Stufe*
Am Innenknöchel treten kleine, körbchenförmig erweiterte bläuliche Hautvenen *auf.* Oft *gesellt sich eine* Schwellung *hinzu.*

Die 3. Stufe – das offene Bein (Ulcus cruris)

Bei einer lang bestehenden unbehandelten Venenerkrankung schreiten die Hautveränderungen derart fort, dass

Die 2. *Stufe*
Hautverhärtung *und* Hautverfärbung. Bis *zum* Beingeschwür *ist es nicht mehr weit.*

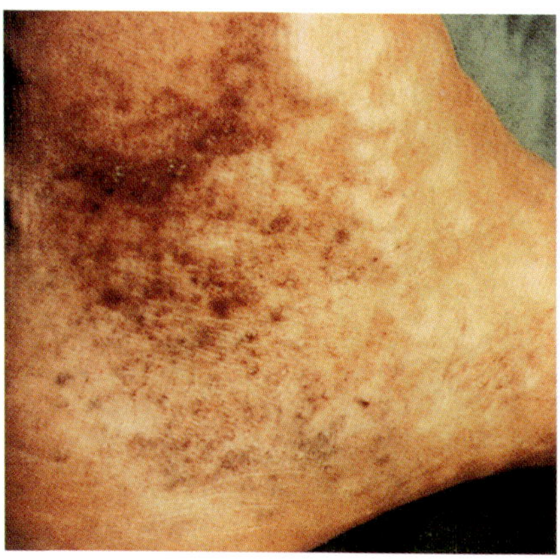

Die 3. *Stufe – die Endstation*
Das «offene Bein». Auch jetzt ist es für eine Behandlung noch nicht zu spät.

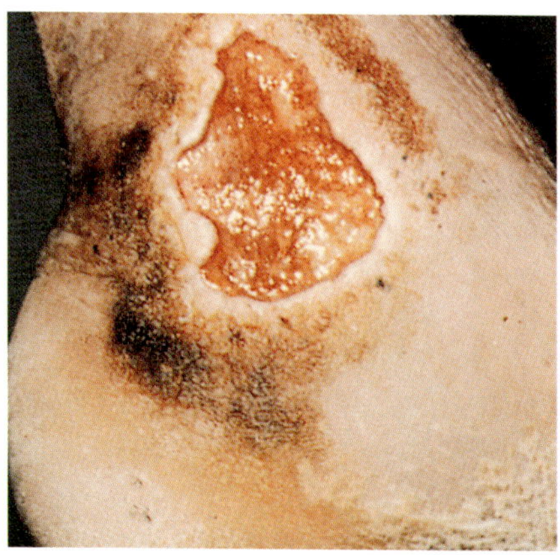

schon kleinste Bagatellverletzungen wie etwa ein Mückenstich oder ein Kratzer nicht mehr abheilen möchten.

Es entwickelt sich ein offenes Bein (Ulcusgeschwür). Aber auch jetzt ist es für eine Therapie noch nicht zu spät. Das offene Bein, das durch eine venöse Stauung entstanden ist, kann immer zur Abheilung gebracht werden. Der Schlüssel zum Erfolg sind weder Pasten noch Tinkturen oder Salben, sondern ausschliesslich Verbände, Verbände, Verbände. Und anschliessend das konsequente Tragen eines kräftigen Kompressionsstrumpfes. Nur die tägliche konsequente Verbandsbehandlung führt zu entstauten Verhältnissen am Bein. Die Patienten sind immer wieder erstaunt, wie schlank das Bein nach wenigen Behandlungstagen schon ist. Das überflüssige Venenblut wird aus dem Bein hinausgedrückt, die Haut hat wieder Platz zum Leben und Atmen und kann sich regenerieren. Das offene Beingeschwür heilt innerhalb kurzer Zeit ab. Offene Beine, sofern sie eine venöse Ursache haben, sind fast immer ambulant, d.h. ohne Krankenhausaufenthalt, behandel- und heilbar. Erst wenn zusätzliche Faktoren wie eine Blutzuckererkrankung (Diabetes mellitus) oder eine arterielle Durchblutungsstörung (Schaufensterkrankheit) vorhanden sind, ist die Abheilung eines Beingeschwürs kritisch. Eine Heilung ist in diesen Fällen oftmals nur dann noch möglich, wenn der Blutzucker gut kontrolliert und arterielle Durchblutungsstörungen beseitigt wurden. Das Einsetzen alternativer Behandlungsmethoden wie Magnetfeldtherapie, Ozonbegasung, Softlaser, orthomolekulare Medizin etc. kann dann noch in vielen aussichtslos scheinenden Fällen eine Abheilung bewirken.

Venenerkrankungen sollten frühzeitig durch vorbeugende Massnahmen kontrolliert und behandelt werden, um die Stadien zwei und drei der chronischen Venenstauung gar nicht möglich zu machen. Sind sie erst einmal entstanden, gestaltet sich die Heilung mühsam und langwierig.

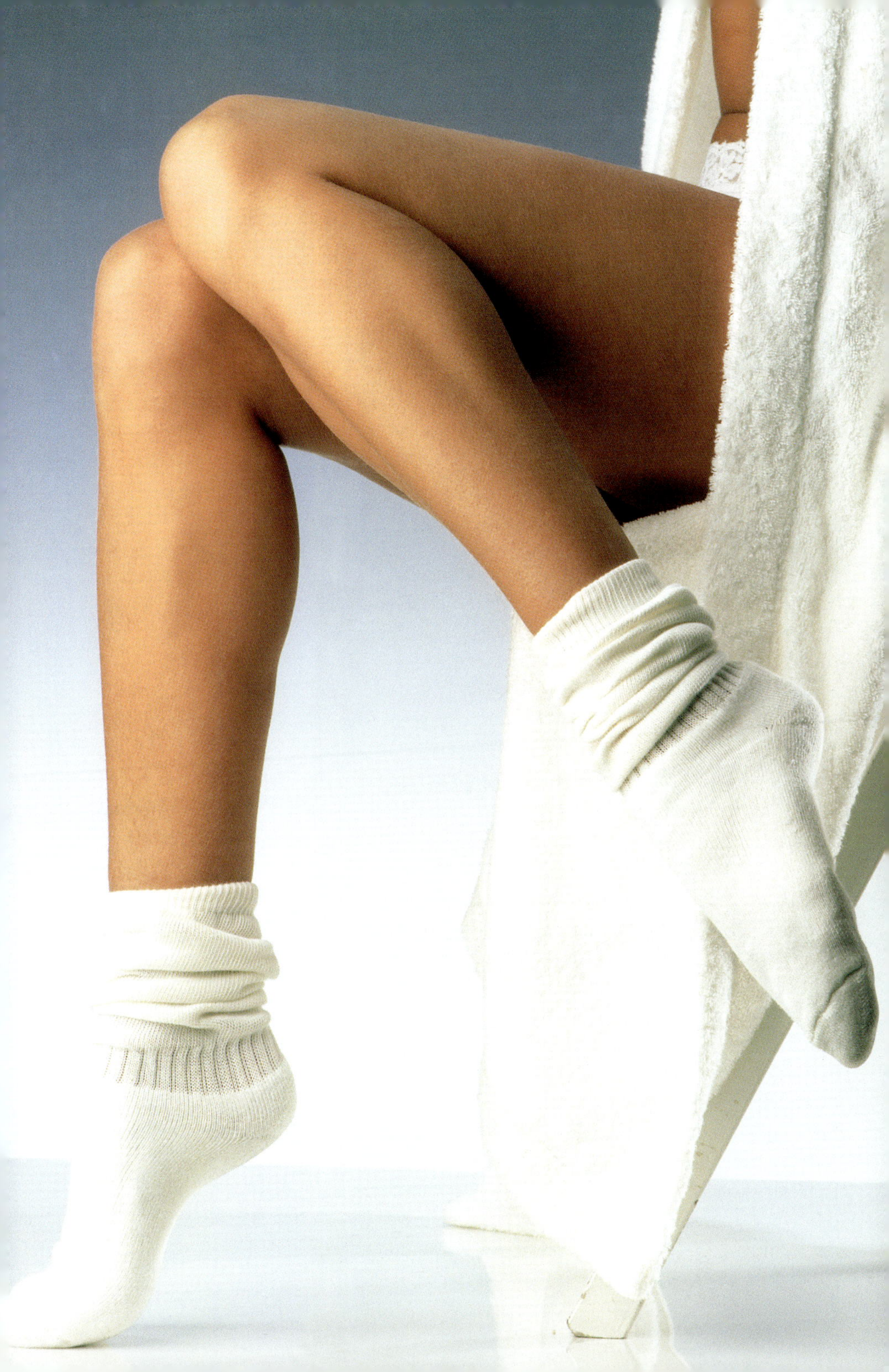

Die Diagnose von Venenerkrankungen

Das Gespräch – die Fallaufnahme (Anamnese)

Die Diagnose von Venenerkrankungen beginnt mit der genauen Fallaufnahme, Anamnese genannt. Hierbei versucht der Arzt, sich ein genaues Bild über die Beschwerden zu machen. Symptome und bisheriger Krankheitsverlauf werden erfragt und notiert, weitere wichtige Aspekte sind eine etwaige familiäre Belastung, d.h. Vererbung, Thrombosen, Venenentzündungen oder Lungenembolien in der Vorgeschichte. Auch die mögliche Vorbehandlung der Venen durch Verödungen, Lasertherapie oder Operation sind ein Thema.

Allein durch die exakte Fallaufnahme und ein genaues Hinhören bei der Schilderung der Symptome, kann sich der Arzt recht schnell vergewissern, ob es sich bei den beklagten Symptomen um eine venöse Erkrankung handelt: Venenkranke berichten über Beschwerden im Sitzen und Stehen wie Stauungs- oder Schweregefühl oder müde Beine. Sie geben gerne auch Schwellungsneigungen an. Venöse Beschwerden lassen grundsätzlich bei Bewegung wie Laufen nach und treten auch nachts im Bett so gut wie nie auf. Eine arterielle Durchblutungsstörung, d.h. Verstopfungen der Beinarterien, die eine Durchblutungssteigerung der Beinmuskulatur unter Belastung nicht mehr ermöglichen, äussern sich ganz anders: Patienten mit einer arteriellen Erkrankung, Schaufensterkrankheit genannt, entwickeln ihre Symptome beim Laufen und zwar fast immer nach der selben Gehstrecke. Die Beschwerden äussern sich mit Wadenspannungen und Wadenkrämpfen. Der Schmerz führt dazu, dass der Patient stehen bleiben muss, wobei sich die Symptomatik dann rasch verflüchtigt. Beginnt er wieder zu laufen, wiederholt sich das Schmerzereignis von neuem. Arterielle Beinbeschwerden treten grundsätzlich beim Gehen auf, niemals im Sitzen oder Stehen.

Schmerzen, die den Patienten nachts im Bett plagen, sind am ehesten verdächtig für eine Rückenerkrankung z.B. eine chronische Lumbo-Ischialgie, die bis in die Beine ausstrahlt. Derartige Schmerzen treten bevorzugt nachts in der Bettwärme, aber auch nach langen Steh- oder Sitzperioden auf. Oft ist ein Rückenleiden bei der Fallaufnahme erkennbar.

Die Untersuchung der Beine

Nach dem ärztlichen Gespräch erfolgt die Untersuchung der Beine mit den Augen. Hierbei wird nach den typischen Hautveränderungen der chronischen venösen Stauung gesucht wie Körbchenvenen, Schwellung und Hautverfärbung. Die Palpation, das Betasten des Beines, schliesst sich an, wobei nicht nur Krampfadern ertastet werden können, sondern selbstverständlich auch die Hautbeschaffenheit des Unterschenkels geprüft wird, um eine beginnende Sklerose d.h. fortgeschrittene Hautveränderungen auszuschliessen. Mit einem kurzen Fingerdruck auf die Knöchelregion und den Fussrücken kann sehr schnell eine Aussage darüber ermöglicht werden, wie gut die arterielle Durchblutung des Beines ist.

Lassen das Gespräch und die manuelle «Begutachtung» des Arztes noch Fragen offen, wird die moderne Apparate-Medizin zu Hilfe genommen, die auf einfache und schmerzfreie Weise weitere Informationen liefert.

Die Venendruckmessung

Die Venendruckmessung kann in leicht abgewandelter Form mit einer Messung durch infrarotes Licht ersetzt werden, die schmerzfrei und einfach durchführbar ist. Hierbei wird die Füllung der venösen Speicher am Bein untersucht. Dieses Messverfahren erlaubt eine Aussage über den venösen Gesamtzustand der Beine und dient als grobes Untersuchungsverfahren dazu, venengesunde von venenkranken Menschen zu unterscheiden.

Die Fallaufnahme und die körperliche Untersuchung reichen für eine exakte Diagnostik der venösen Beschwerden oftmals nicht aus. Aus diesem Grund kommt beim Arzt dann die moderne Apparate-Medizin zum Einsatz.

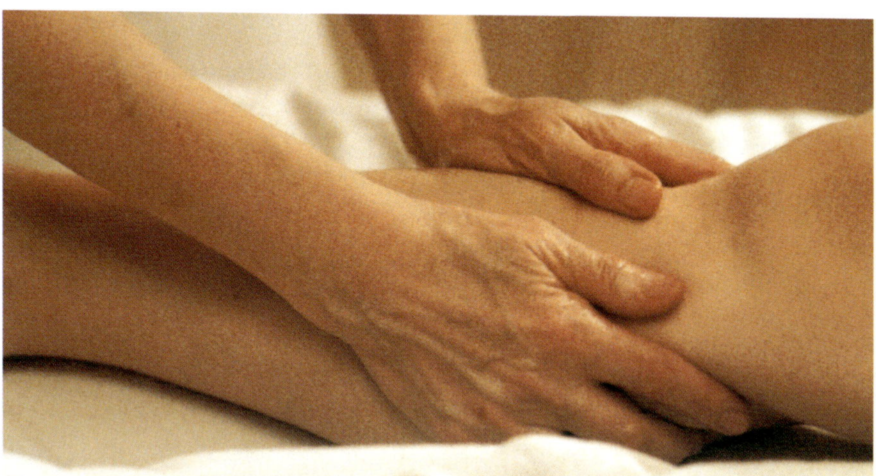

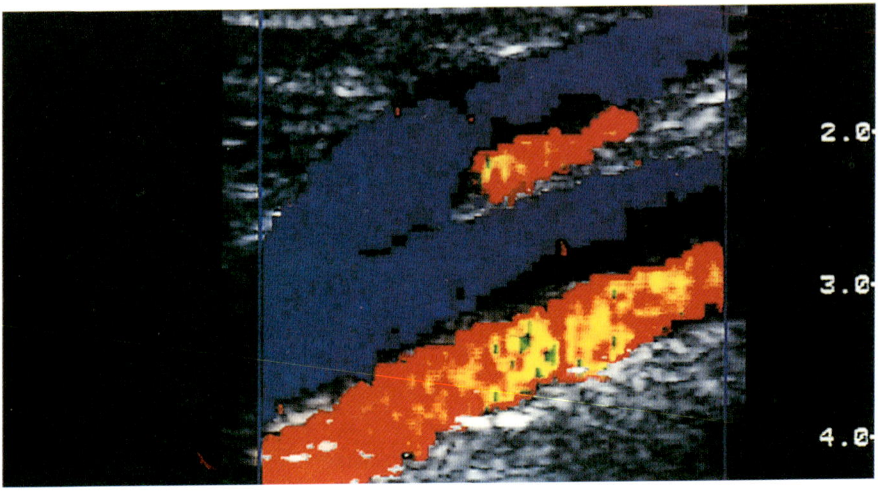

Der Duplexultraschall ist ein modernes Instrument der Diagnostik. Er zeigt in farbigen Bildern, wie die Venen aussehen und wie das Blut darin fliesst.

Die Ultraschalluntersuchung

Den goldenen Standard der Venendiagnostik bildet heutzutage die Ultraschalluntersuchung. Diese kann erstens mit der Ultraschallstiftsonde durchgeführt werden, mit der die Venen unter der Haut mittels Ultraschall geortet werden, um den venösen Fluss genau zu beurteilen.

Seit wenigen Jahren gibt es zweitens die farbige Duplexsonographie, ein Ultraschallverfahren mit einer Abbildung der Haut und der darunterliegenden Strukturen, die es zusätzlich erlaubt, fliessendes Blut als farbige Signale zu beobachten. Venöses Blut wird hierbei blau, arterielles Blut rot markiert. Dieses moderne Verfahren, die sog. farbkodierte Duplexsonographie, ermöglicht es, den Blutfluss «live» im Bein zu verfolgen. Sie gibt auch Aufschluss darüber, wie gross die Venen und Arterien im Bein und wie funktionstüchtig die Venenklappen sind. Dieses Verfahren hat die unangenehme Röntgenkontrastmittel-Untersuchung fast vollständig ersetzt.

Die Röntgenkontrastmittel-Untersuchung

Nur noch in ganz seltenen Fällen ist es notwendig, die Venen im Bein durch Kontrastmittel und eine Röntgenabbildung darzustellen. Dieses Verfahren, Phlebographie genannt, ergibt Röntgenbilder, auf denen die oberflächlichen und tiefen Venen übereinander projiziert sichtbar werden.

Die Behandlung von Venenerkrankungen

Bei Venenleiden handelt es sich um eine chronische Erkrankung, die unbehandelt stetig an Ausmass zunimmt und zu den erwähnten Komplikationen führen kann, unter denen der Betroffene dann ein Leben lang leiden muss.

Je früher eine Behandlung beginnt, desto geringer die Auswirkungen der chronischen venösen Stauung, um so besser die Heilungschancen und um so schöner das kosmetische Resultat.

Sind die Hautveränderungen aufgetreten, wie sie mit der chronischen venösen Stauung der Stufe 2 einhergehen – also Hautverhärtung, Hautverfärbung oder gar ein offenes Bein – kann keine vollständige Heilung oder Rückbildung dieser Hautveränderungen mehr erreicht werden. In diesen Fällen kann die Therapie nur noch ein weiteres Fortschreiten des Leidens und Komplikationen wie Thrombosen und Entzündungen verhindern.

Es ist ganz wichtig, dass man unbedingt die Behandlung des Venenleidens beginnt, bevor es zu den Hautveränderungen der chronisch venösen Stauung kommt. Noch besser ist es, die Venen nicht behandeln zu müssen, sondern schon im Vorfeld bei entsprechender genetischer Belastung durch vorbeugende Massnahmen, wie sie im Folgenden zu finden sind, die Venenerkrankung erst gar nicht auftreten zu lassen.

Venenleiden sind auf verschiedene Arten behandelbar. Die Schulmedizin versucht mit ihren konservativen und invasiven Methoden, entstandene Varizen auszuschalten. Hierzu kann ein Kompressionsverband oder Strumpf dienen, der die Venenwände aneinander drückt. Er wirkt allerdings nur so lange, wie er getragen wird. Varikös veränderte Venensegmente können mit Hilfe der Verödungstherapie, der Operation und der Kathetertechnik für immer ausgeschaltet werden. Es bleibt zu betonen, dass die erwähnten Methoden entstandene Krampfadern erfolgreich entfernen können, doch sind mit ihr die ursächlichen Faktoren wie Bindegewebs- und Venenschwäche nicht behandelbar. Hier setzt allerdings die medikamentöse Phytotherapie und das gesamte Spektrum der komplementär-medizinischen Massnahmen ein.

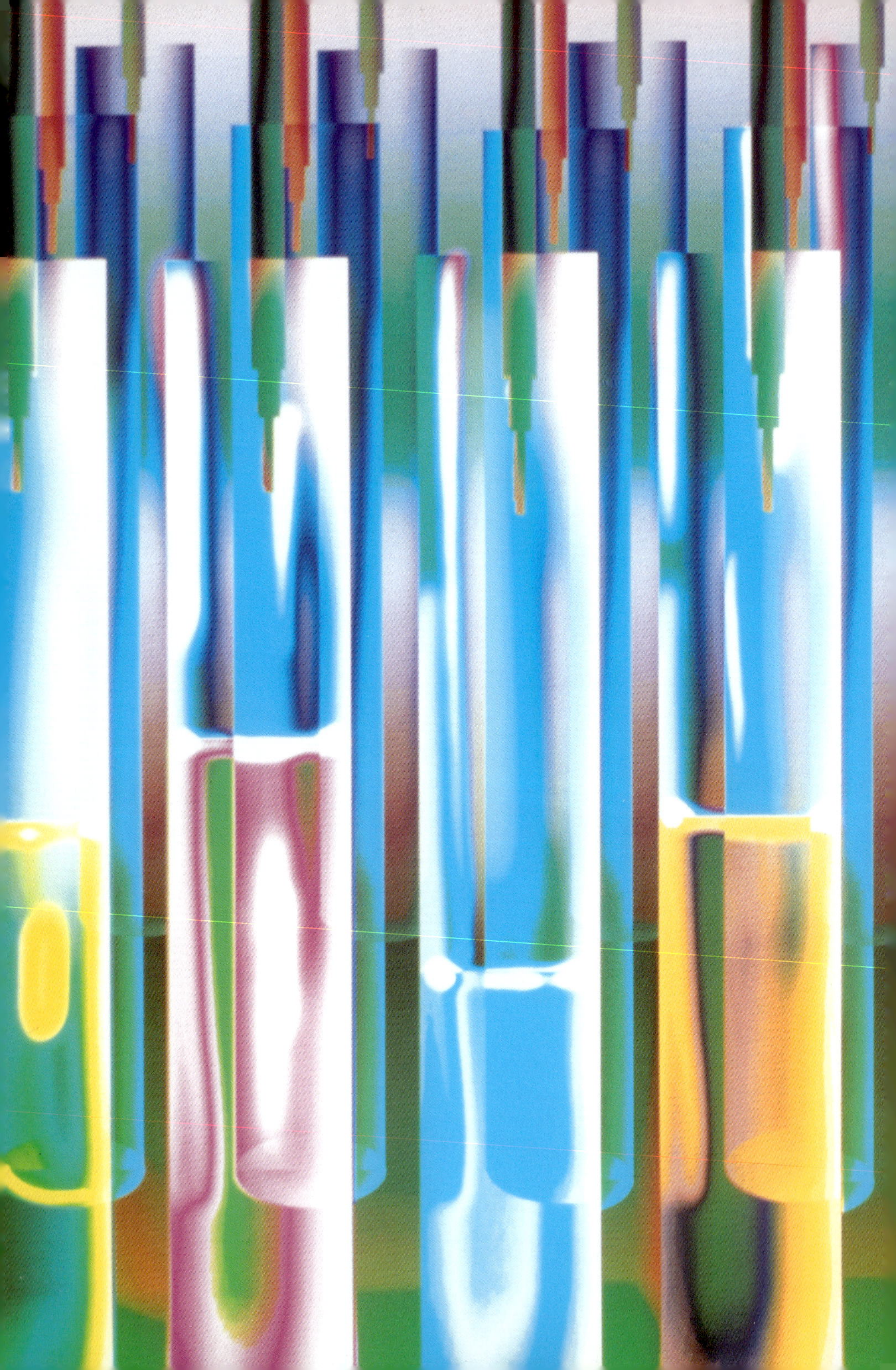

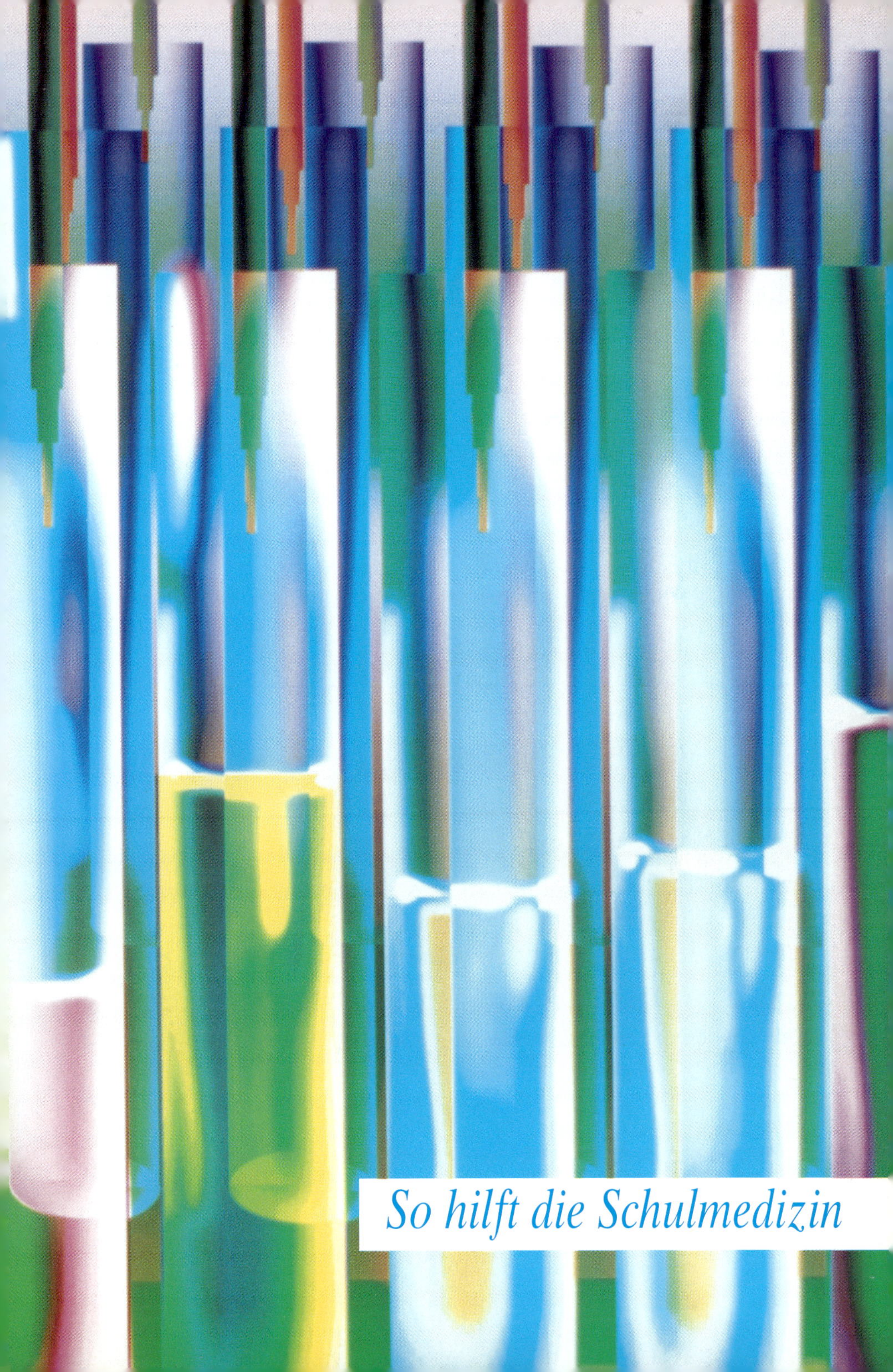

So hilft die Schulmedizin

Die Kompressionstherapie

Unter Kompressionsbehandlung versteht man eine Therapie, die mit Hilfe von Verbänden oder eines Strumpfes Druck auf das Bein ausübt. Das ausgeweitete Gewebe, das nicht mehr elastisch ist, wird nun mit Druck von aussen wieder stabilisiert. Dieser Druck wirkt tief in die Gewebeschichten und führt dazu, dass sich die Venen verengen, allfällige offene Venenklappen sich wieder schliessen und so deren Ventilfunktion wiederhergestellt wird. Die Strömungsgeschwindigkeit des venösen Blutes und sein Rückfluss zum Herzen werden normalisiert, und die Stauung lässt nach. Die eingelagerten Gewebeflüssigkeiten und Entzündungsstoffe werden wieder abtransportiert, Schwellungen und Ödeme bilden sich zurück. Ein offenes Bein kann wieder abheilen.

Bei der Kompressionstherapie muss der Patient viel Eigenverantwortung übernehmen. Sei es, dass er bereit sein muss, die richtige Wickelmethode zu lernen, sei es, dass er sich den Nutzen des Kompressionsverbandes oder -strumpfes klar macht und auch konsequent trägt. Durch viel Bewegung lässt sich die Kompressionstherapie nachhaltig unterstützen. Durch das Bewegen und Laufen wird der venöse Strom im Bein aktiviert, das aufgequollene Gewebe verliert durch den Gegendruck des Strumpfes oder Verbands Wasser.

Kompressionstherapie wann?

- Nach einer Venenoperation, um Blutergüsse zu vermeiden und das Ergebnis zu sichern.
- Nach einer Verödungstherapie, um eine optimale Verklebung der Venen zu erreichen.
- Bei Venenentzündungen oder Thrombosen zur Behandlung der Schwellung.
- Zur Entstauungsbehandlung des Beines.
- Bei fortgeschrittenen Venenleiden, die mit starken Hautveränderungen oder offenem Bein einhergehen.

Die Kompression mit einem Verband

Jeder Patient benötigt ein für ihn zugeschnittenes Behandlungspaket. Seine Bedürfnisse, seine Beschwerden und der Schweregrad seiner Erkrankung sind massgebend für die Art der Therapie. Der Verband wird vor allem dort eingesetzt, wo die Kompressionstherapie auf einen kürzeren Zeitraum befristet ist, z.B. zu Beginn einer Entstauungsbehandlung oder nach

Operationen. Die Verbände bestehen aus verschiedenen Materialien wie Zinkleim, Pflaster und elastischen Wickelgeweben. Man unterscheidet dabei Wechsel- und Dauerverbände. Wechselverbände bestehen meist aus elastischen Binden; sie werden morgens angelegt und abends entfernt. Dauerverbände basieren auf elastischem Klebematerial; sie bleiben tagsüber und nachts auf dem Bein und werden in zwei- bis viertägigen Abständen gewechselt.

Das fachgerechte Wickeln der Beine kann erlernt werden. Es existiert eine Vielzahl von Techniken und es spielt keine Rolle, nach welcher Technik gewickelt wird. Am besten lässt man sich von einer Fachperson zeigen, wie es gemacht wird. Die häufigsten Fehler passieren durch Faltenbildung, zu lockeres Anlegen und ungleichen Druck. Dies führt zu Schnürfurchen, lokalen Stauungen und Schmerzen. Zu starkes Einbinden behindert beim Laufen, das Bein wird kalt und fühlt sich taub an. Der Vorfuss und die Zehen verfärben sich blau. In diesem Fall wird der Verband neu gebunden.

Ein richtig angelegter Verband ist ein angenehmer Halt. Die Schmerzen lassen nach, das Gehen wird erleichtert, der Fuss bleibt rosig und warm.

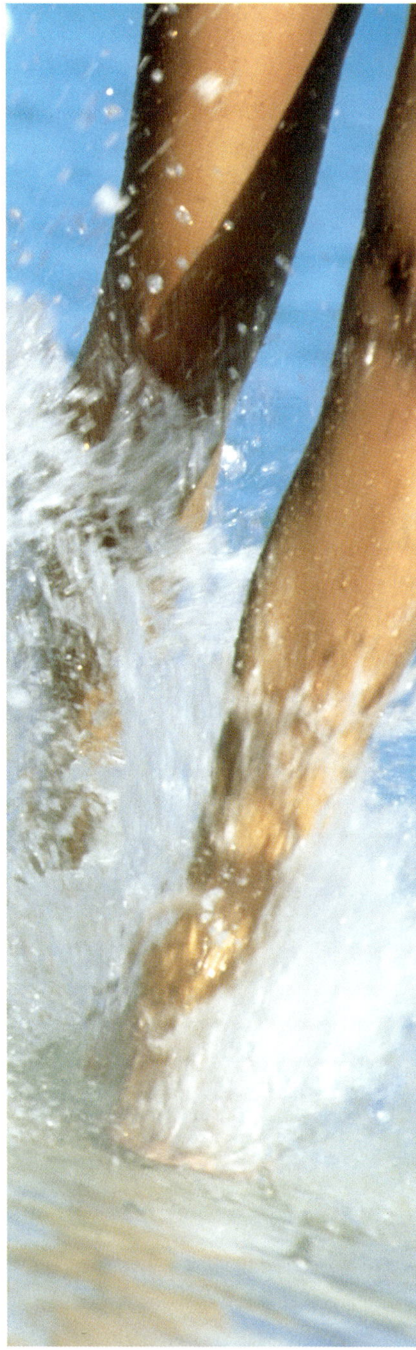

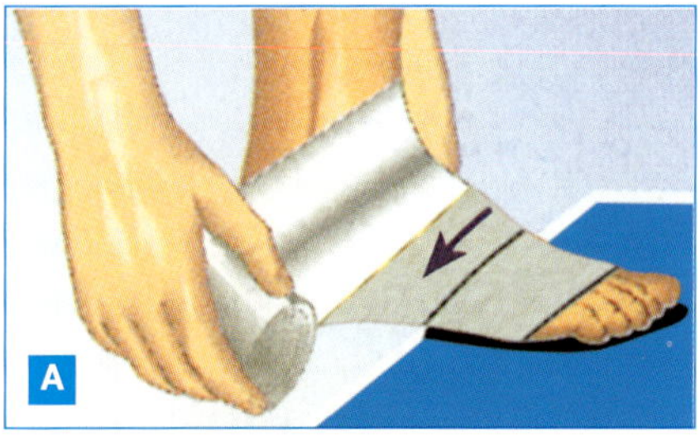

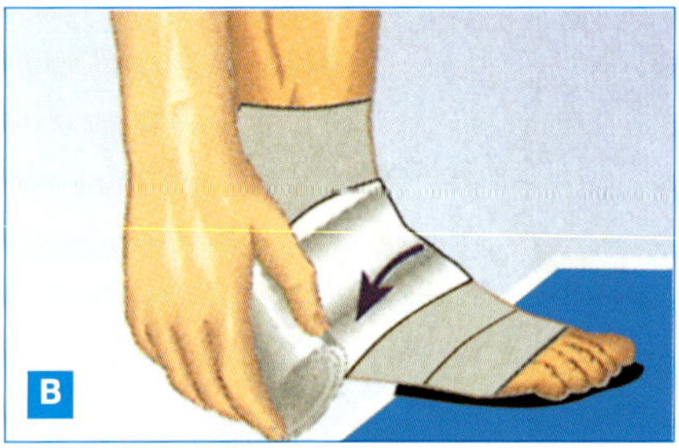

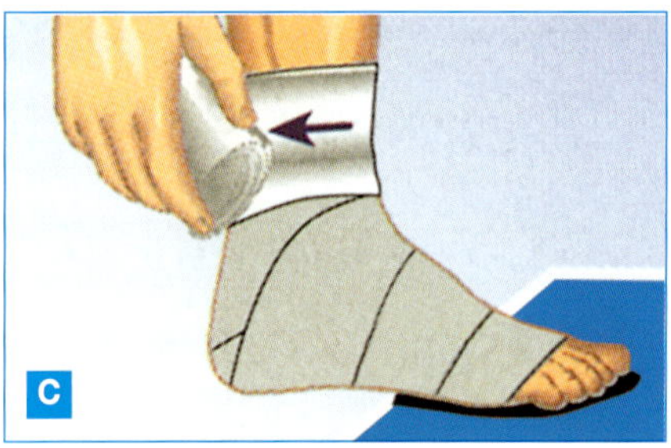

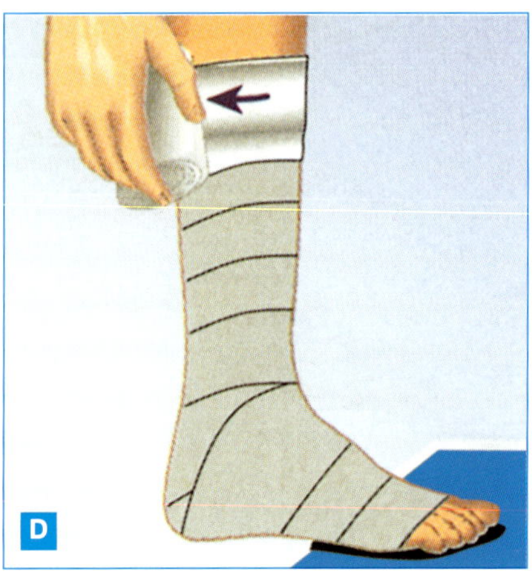

So wird richtig gewickelt:

- Den Fuss beim Wickeln im rechten Winkel zum Bein halten, weil sonst unnötige Falten und sogenannte Schnürfurchen entstehen könnten.
- Es muss so gewickelt werden, dass keine Stelle ausgespart bleibt.
- Gebunden wird vom Fuss, beginnend am Zehenansatz in Richtung Oberschenkel.
- Verwendet werden kurze Zugbinden mit einer Breite von acht bis zehn Zentimetern.
- Auf der Fussinnenseite wird auf dem Fussrücken mit dem Verbinden begonnen. Dann die Binde um den Fuss rollen. (Abb. A)
- Anschliessend verläuft die Bindentour um die Ferse. (Abb. B)
- Dann zurück zum Fuss und von dort über den Knöchel. (Abb. C)
- Ab der Ferse verläuft die Binde überlappend bis unterhalb des Knies, wo sie mit Hilfe von Pflastern oder Klammern befestigt wird (Abb. D)
- Für den optimalen Halt sorgt eine zweite Binde, die in entgegengesetzter Richtung, also von aussen nach innen gewickelt wird (ebenfalls vom Fuss her nach oben).
- Muss der Verband bis zur Leiste reichen, so wird die überlappende - Einbindung bis dorthin weitergeführt.
- Sobald die Binden angelegt sind, muss man sich viel bewegen, also möglichst viel umhergehen. Nur auf diese Weise, entfaltet der Verband seine vollständige Wirkung.

Test: Sind meine Beine behandlungsbedürftig?

	Ja	Nein
Schwellen Ihre Beine im Laufe des Tages an? (Kommen Sie kaum noch in die Schuhe? Hinterlässt der Sockenrand einen Abdruck auf Ihrer Haut?)	2	0
Klagen Sie oft über müde und schwere Beine, vor allem nach längerem Stehen?	1	0
Juckt Ihre Haut immer wieder an den Unterschenkeln ohne erkennbare Ursache?	2	0
Lassen fast alle Beschwerden nach, wenn Sie die Beine hochlagern?	2	0
Sind an Ihren Beinen Besenreiser und/oder andere vergrösserte Venen sichtbar?	4	0
Verfärbt sich die Haut an Ihren Unterschenkeln mehr und mehr bräunlich?	3	0
Hatten Sie schon einmal eine Venenentzündung oder eine Thrombose?	3	0
Leiden Sie, (oder litten Sie früher einmal) an einem offenen Bein?	6	0
Ihre Punktzahl		

Bewertung

0–3 Punkte: *Sie haben mit hoher Wahrscheinlichkeit gesunde Venen. Gratulation!*

4–7 Punkte: *Vieles spricht dafür, dass Sie an einer Venenkrankheit leiden. Sie sollten sich von einem Spezialisten untersuchen lassen.*

8–23 Punkte: *Mit grosser Sicherheit haben Sie ein fortgeschrittenes Venenleiden. Warten Sie nicht länger ab, um sich von einem Facharzt untersuchen zu lassen. Ihre Beine müssen möglichst bald eine Behandlung bekommen. Auch wenn Sie viele Punkte haben, ist es noch nicht zu spät. Dieser Ratgeber gibt Ihnen Hilfe zur Selbsthilfe.*

Der Kompressionsstrumpf

Denken Sie nun nicht gleich an einen hässlichen dicken Gummistrumpf. Diese Zeiten sind wirklich vorbei. Heute lässt es sich leicht mit einem Kompressionsstrumpf leben, denn die Auswahl und die Materialien sind angenehmer, modischer und tragbarer geworden. Der Kompressionsstrumpf darf auch nicht mit einem Stützstrumpf verwechselt werden. Stützstrümpfe haben keine medizinischen Auswirkungen und werden meist einfach als stützend und angenehm empfunden, wenn man in stehenden oder sitzenden Berufen tätig ist.

Ein Kompressionsstrumpf dient in erster Linie zur Dauerbehandlung in der Nachsorge einer Venenerkrankung. Mit seiner Hilfe soll der mit dem Kompressionsverband erreichte, schwellungsfreie und schmerzlose Zustand des Beines auch unter Belastung lange erhalten bleiben. Im Gegensatz zum Verband muss der Strumpf im Knöchelbereich einen höheren Druck ausüben als in der Wadenmitte. So kann er in dieser stauungsgefährdeten muskellosen Region dem erhöhten Kapillar-Innendruck einen Druck von aussen entgegensetzen und ein Ödem verhindern.

Entstand zum Beispiel durch eine tiefe Venenthrombose ein Wand- oder Klappenschaden, ist dieser nicht mehr rückbildungsfähig. Entsprechend dem Ausmass des Schadens und der täglichen Belastung ist der Blutrückstrom lebenslang behindert mit Neigung zu Stauungen und Drainagestörungen sowie deren Folgen. Das Tragen von Kompressionsstrümpfen kann diese Gefahr verringern. Dieses Wissen sollte uns veranlassen, eine eventuelle Abneigung gegen Kompressionsstrümpfe zu überwinden und aus Liebe zu unseren Beinen einen schönen, modischen Strumpf zu tragen.

Kompressionsstrümpfe eignen sich auch zur Vorbeugung von Venenerkrankungen: Im Verlaufe einer Schwangerschaft, bei langen Auto- oder Flugreisen, stehenden oder sitzenden Berufen.

Die Kompressionsklassen

Kompressionsstrümpfe werden in vier Klassen eingeteilt.

- Klasse 1: Leichte Kompression bei geringfügigen Stauungsneigungen, müden, schweren Beinen ohne Schmerzen.
- Klasse 2: Mittlere Kompression bei ausgeprägten Krampfadern, nach Abheilung offener Beine, nach Verödungen und Operationen von Krampfadern. Ab dieser Klasse übernimmt die Krankenkasse die Kosten für zwei Paar Strümpfe oder Strumpfhosen im Jahr.

- Klasse 3: Kräftige Kompression bei starker Schwellungsneigung, nach ausgedehnten Venenthrombosen, nach Abheilung offener Beine, wenn Schäden in den tieferen Venen bestehen, bei postthrombotischem Syndrom mit Übergewicht und Körpergrössen über ein Meter achtzig, bei Lymphstauungen.
- Klasse 4: Sehr kräftige Kompression bei Patienten mit schwerem Krankheitsbild des postthrombotischen Syndroms und mit täglich starker Belastung, bei schwerer Lymphstauung (Elephantiasis).

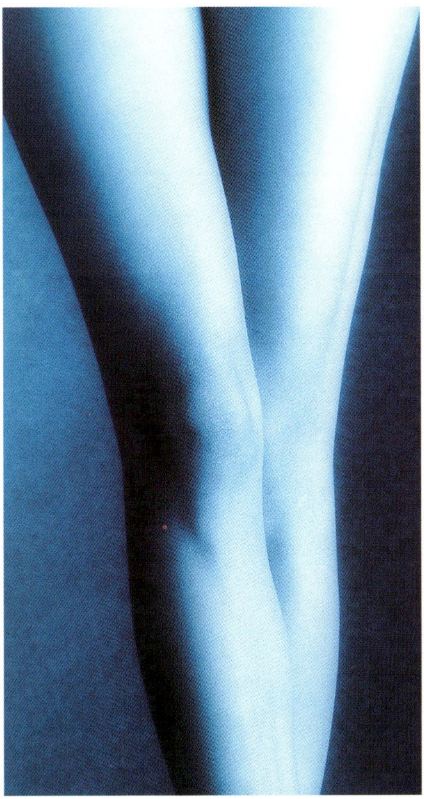

Die Technik des richtigen Anziehens

Fingerschmuck oder Armbänder können den Strumpf beim Anziehen beschädigen. Hilfreich sind Gummihandschuhe. Bei neuen Kompressionsstrümpfen liegt oft eine kleine Seidensocke bei, welche als Anziehhilfe über den Fuss gezogen wird und bei einem an den Zehen offenen Strumpf danach problemlos wieder herausgezogen werden kann. Geschlossene Strümpfe oder Strumpfhosen werden in kleinen Etappen vorsichtig nach oben gezogen. Bei sehr feuchten Füssen kann etwas Puder sinnvoll sein, um das Rutschen zu verbessern. Ziehen Sie die Strümpfe nicht über feuchte oder frisch eingecremte Beinhaut. Mit Vorteil ziehen Sie die Strümpfe noch im Bett, bevor Sie aufstehen, an.

Manuelle Lymphdrainage

Begleitend zu einer Kompressionstherapie eignet sich die von de Vodder 1936 eingeführte manuelle Lymphdrainage, besonders bei der chronischen Veneninsuffizienz, die meistens auch mit einer Schädigung der Lymphbahnen verbunden ist. Beim postthrombotischen Syndrom und bei lymphatischen Ödemen kann man mit manueller Lymphdrainage die Behandlung mit Kompressionsverbänden unterstützen und abkürzen.

Verödungstherapie – das Spritzen der Beine

Das «Spritzen der Beine», die Verödungsbehandlung von Krampfadern oder auch Sklerotherapie genannt, ist natürlich und topaktuell und hat nach wie vor einen grossen Stellenwert bei der Behandlung von Venenleiden. Die Sklerotherapie ist preiswert, ambulant durchführbar, in beliebig vielen Sitzungen möglich, stets wiederholbar und besitzt kaum Nebenwirkungen. Das Prinzip der Verödungstherapie ist einfach: Eine biologisch aktive oder chemische Substanz wird in die Vene direkt hineingespritzt, was zu einer gut kontrollierbaren, leichten Venenentzündung der Gefässwände führt. In der sich anschliessenden Kompressionstherapie werden die gespritzten Venen durch einen Verband oder einen Kompressionsstrumpf derart zusammengedrückt, dass ihre entzündeten Venenwände aneinander zu liegen kommen. Hierdurch beginnt eine Verklebungsreaktion, die nach einigen Tagen abgeschlossen ist. Die verklebten Venen werden dann im Laufe von Wochen und Monaten vom Körper abgebaut, die Krampfader ist verschwunden. Die Verödungstherapie wird heutzutage vor allem bei Besenreisern und Netzvenen angewendet. Moderne Verfahren erlauben es, die Behandlung im Liegen durchzuführen. Die alte Schule der Venenverödung am stehenden oder sitzenden Patienten unter Verwendung dicker Nadeln, aus denen das Blut zuerst

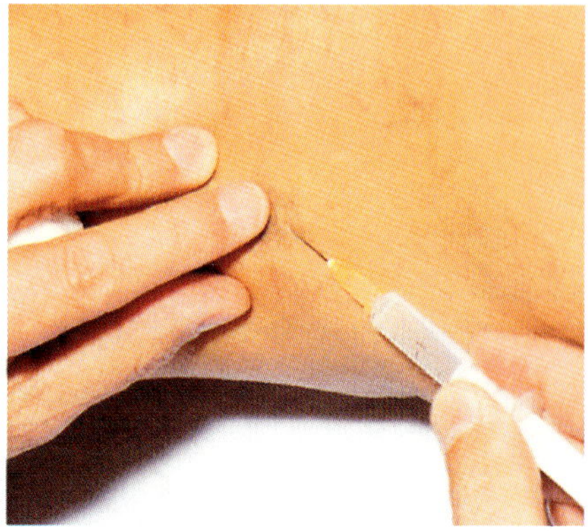

In die Krampfader wird ein Verödungsmittel gespritzt, das die Venenwände verklebt.

abgelassen wurde, ist nicht mehr aktuell.

Die Sklerotherapie kann mit natürlichen Substanzen wie einer Zucker- oder Salzlösung durchgeführt werden, d.h. mit Inhaltsstoffen, die nebenwirkungsfrei sind. Allerneueste Techniken, die einen speziellen Schaum verwenden und beim Spritzen Ozon mit einbeziehen, zeigen bessere Resultate ohne nennenswerte Nebenwirkungen. Die Sklerotherapie ist fast schmerzfrei, sofern feinste Nadeln und moderne Techniken benutzt werden.

Die Nebenwirkungen der Sklerotherapie sind gering: Neben einer seltenen allergischen Reaktion auf das Verödungsmittel kann sich die Haut im Bereich der gespritzten Äderchen für eine Zeit leicht bläulich oder bräunlich verfärben. Daneben kann es beim Spritzen grösserer Venen passie-

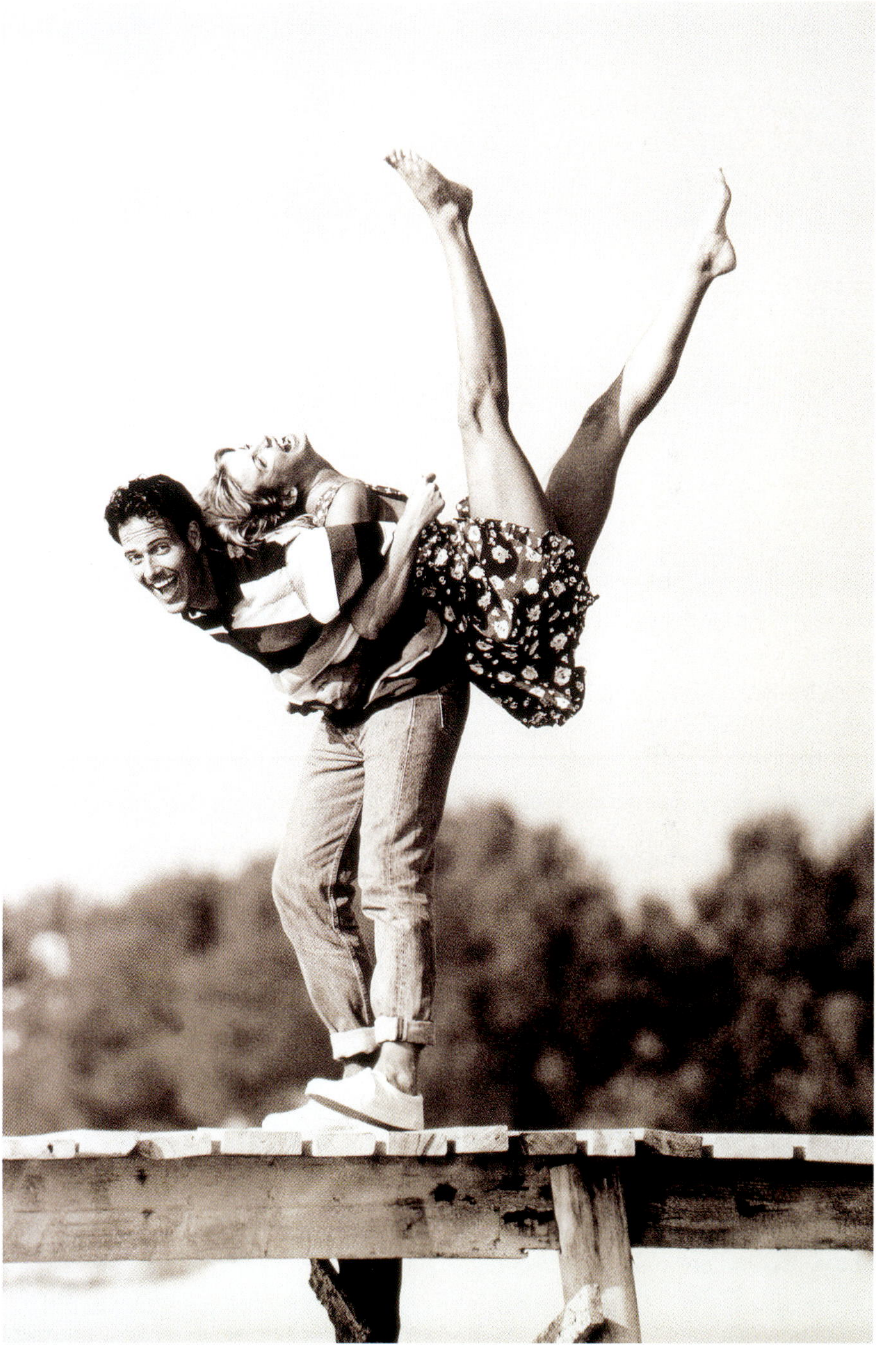

ren, dass gestocktes Blut im Gefäss verbleibt, was dann zu leichten Beschwerden führt. Hier ist es manchmal notwendig, nach einer kleinen Kälteanästhesie mit Hilfe eines Mikroschnittes die gespritzte Vene zu öffnen und das gestockte Blut herauszudrücken. In seltenen Fällen ist es auch möglich, dass sich gespritzte Venen nach Jahren wieder öffnen und erneut Beschwerden verursachen. Dies, wie auch die Möglichkeit von gestocktem Blut in den Gefässen, tritt allerdings nur bei grösseren venösen Gefässen also Seitenast- oder Hauptstammkrampfadern auf, wobei diese jedoch besser mit den heutigen modernen operativen Massnahmen behandelt werden sollten. Die Sklerotherapie sollte lediglich kleineren Netzvenen und Besenreisern vorbehalten sein, dann sind Nebenwirkungen kaum zu erwarten.

Der Druckluftstrumpf – Stauung mit Luft behandeln

Der Druckluftstrumpf, in der Fachsprache als intermittierende Kompressionstherapie bezeichnet, verbessert venöse und arterielle Durchblutungsstörungen sowie lymphatische Stauungen am Bein nachhaltig.

Der Druckluftstrumpf besteht aus einem aufblasbaren Stiefel mit verschiedenen Kammern, in die das Bein hineingelegt wird. In die Kammern wird nun Luft hineingeblasen. Dieser Vorgang dauert so lange, bis ein leichtes Druckgefühl am Bein empfunden wird. Anschliessend wird die Luft abgelassen, d.h. abgesaugt und kurze Zeit später die Kammern erneut mit Luft gefüllt. Dieser Wechsel zwischen luftbedingtem Stiefeldruck am Bein führt zu einer effizienten Entstauung d.h. einer Drainage von überflüssigem Gewebewasser wie auch einer Entschlackung. Das Lymphgefässsystem wird optimal angeregt, die Durchblutung venöser und arterieller Gefässe gesteigert. Der Patient empfindet diese Behandlungsform als sehr angenehm.

Geräte zur intermittierenden Kompressionstherapie stehen in den Praxen spezialisierter Ärzte, sind aber auch für die Behandlung zuhause erhältlich. Bei entsprechender Indikation und Verordnung durch den Arzt übernehmen die Krankenkassen die Behandlungskosten. Als angenehmer Nebeneffekt und bei manchen Patienten auch nur deshalb eingesetzt, verbessern sich Cellulite und eine diffuse Beinschwellung nachhaltig. Der Effekt der Therapie lässt sich nach jedem Einsatz sofort nachweisen, weil etliche Zentimeter an Beinumfang verschwinden.

Der Laser – nur in Kombination erfolgreich

Der Name Laser steht für eine Therapie, die mit Hilfe eines gebündelten heissen, hoch energiereichen Lichtstrahles die Blutgefässe unter der Haut zum Kochen bringt, was eine Schrumpfung verursacht.

Auch wenn in den Medien die Laser als Wunderwaffen gepriesen werden, sind ihre Erfolge bei der Behandlung von erkrankten Venen am Bein nach wie vor nur mässig. An anderen Körperstellen wie z.B. am Auge, in der Chirurgie des Bauches, bei der Therapie von Hautveränderungen etc. haben sie sich längst als Behandlungsmethode der ersten Wahl durchgesetzt. Warum die Krampfadern am Bein mit Hilfe der Lasertherapie nicht gut behandelbar sind, bleibt unklar. Es ist zu hoffen, dass in den nächsten Jahren auch für diesen Bereich Lasergeräte entwickelt werden, welche die Erwartungen, die in den Medien geweckt werden, tatsächlich erfüllen.

Die Lasertherapie venöser Erkrankungen beschränkt sich auf feinste erweiterte Kapillaren, d.h. Besenreiser. Die Lasertherapie ist heute (egal welches Lasergerät eingesetzt wird) nur in Kombination mit anderen Methoden wie Verödung, Minioperation oder Kompressionstherapie erfolgreich.

Zum heutigen Zeitpunkt verspricht eine Laserbehandlung höchstens bei Besenreisern Erfolg.

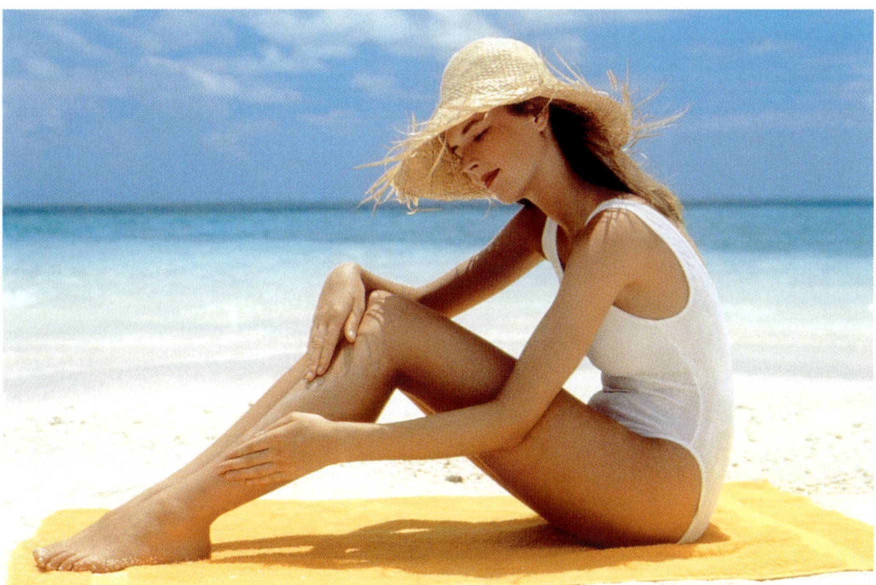

Die modernen Operationen

Die Operation von Krampfadern hat heutzutage ihren Schrecken verloren. Die Operation ist aufgrund neuester Techniken oftmals ambulant und in lokaler Betäubung möglich. Längere Hospitalisationen, d.h. Krankenhausaufenthalte, wie auch Vollnarkosen sind kaum noch nötig. Welches Operationsverfahren bei einem Patienten eingesetzt wird, um ein optimales Resultat zu erzielen, muss individuell von Patient zu Patient aufgrund des Krampfaderbefundes ermittelt und besprochen werden. Die Operation ist dann besonders erfolgreich, wenn sie mit anderen Methoden der Schulmedizin wie Verödungstherapie, Lasertherapie und Kompressionsbehandlung aber auch komplementär-medizinischen Begleitmassnahmen kombiniert wird. Grundvoraussetzung für ein gutes Resultat ist die exakte Vorabklärung mit Ultraschallverfahren, wie sie in den vorherigen Kapiteln beschrieben wurden. Diese Diagnoseverfahren helfen, den Ursprung der Krampfaderbildung aufzuspüren um zu erkennen, wo die entscheidenden chirurgischen Schnitte notwendig sind. Oftmals sind diese Stellen im Bereich der Leiste nämlich dort, wo die grosse Rosenvene in das tiefe Venensystem mündet und wo die Venenklappen nicht mehr funktionstüchtig sind, so dass es zu einem venösen Stau in diesen Gefässen bis hinunter zum Unterschenkel kommt.

Dies ist auch der Grund dafür, dass oftmals im Bereich der Leiste geschnitten und operiert werden muss, auch wenn «nur» Krampfadern am Unterschenkel sichtbar sind. Wenn sich die Operation der Krampfader nicht vermeiden lässt und diese notwendig wird, sollte sie stets nach dem Grundsatz durchgeführt werden: So wenig wie möglich, so viel wie nötig! Hierdurch kann eine unnötige Verletzung von gesundem Bindegewebe vermieden werden. Neben der Leiste ist die Kniekehle eine weitere Lokalisation, in der oftmals geschnitten werden muss, nämlich genau dann, wenn die kleine Rosenvene, die hier in das tiefe Venensystem mündet, keine funktionstüchtigen Klappen mehr hat.

Grundsätzlich kommen zwei moderne, minimal invasive Operationsverfahren («Knopflochchirurgie») zum Einsatz: Das sogenannte Stripping und die Miniphlebektomie, die Häkchenmethode.

Das Strippingverfahren

Das Strippingverfahren wird dann angewendet, wenn die grosse oder kleine Rosenvene operativ behandelt und entfernt werden muss. Mit einem Schnitt in der Leiste oder der Kniekehle wird die Einmündung dieser Rosenvene in die Tiefe unterbunden und anschliessend eine spezielle Sonde, der Stripper, in das funktionsuntüchtige Venenrohr eingeführt, das im Bereich des Knies bzw. im Bereich des Unterschenkels durch einen weiteren kleinen Schnitt wieder herausgeführt wird. Die Vene kann ohne weitere Schnitte somit von der Leiste bis zum Knie oder von der Kniekehle bis zur Mitte der Wade entfernt werden! Da bei dieser minimal-invasiven (eindringenden) Methode nur zwei kleine Schnitte notwendig werden, heisst dieses Verfahren auch Knopfloch-Chirurgie. Eine Vollnarkose ist bei dieser Technik nur noch selten nötig. Fast immer genügt es, die Beine mit Hilfe der sog. Lumbalanästhesie unempfindlich zu machen, d.h. einem Verfahren, das in die Nähe der Nervenwurzeln des Rückenmarks ein lokales Betäubungsmittel platziert, was dann für einige Stunden das Schmerzempfinden aus den Beinen bei ansonst vollem Bewusstsein ausschaltet. Je nach Ausmass des Befundes an erkrankten Venen kann die Krampfader-Operation heutzutage auch oftmals in lokaler Betäubung durchgeführt werden. Lange Krankenhausaufenthalte sind nicht mehr notwendig, der Patient geht am selben Tage oder spätestens nach zwei Tagen nach Hause. Die Operation dauert meist eine bis zwei Stunden. Anschliessend wird das Bein mit einem dicken Verband eingewickelt, der Blutergüsse vermeiden hilft und es ermöglicht, dass der Patient direkt nach der Operation wieder aufstehen und sich bewegen kann. Das Strippingverfahren reicht nur selten zur vollständigen Behandlung eines Krampfaderbefundes aus und muss häufig mit der Häkchenmethode, der Miniphlebektomie, kombiniert werden.

Beim Stripping-Verfahren reichen zwei kleinste Schnitte (einer in der Leiste, der andere im Bereich des Knies) aus, um den funktionslosen Venenstamm auf einer grossen Strecke zu entfernen. Schon bald wird man von der Operation kaum noch etwas sehen.

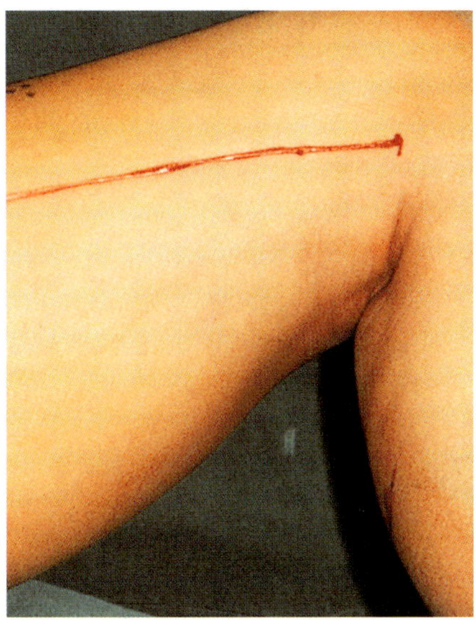

Die Häkchenmethode

Bei kleineren Seitenästen kommt die Häkchenmethode oder Miniphlebektomie zum Einsatz. Sie wird entweder in Kombination mit der Stripping-Operation oder eigenständig durchgeführt. Ist ein Strippingverfahren nicht notwendig, kann die Häkchenmethode ambulant in lokaler Betäubung eingesetzt werden.

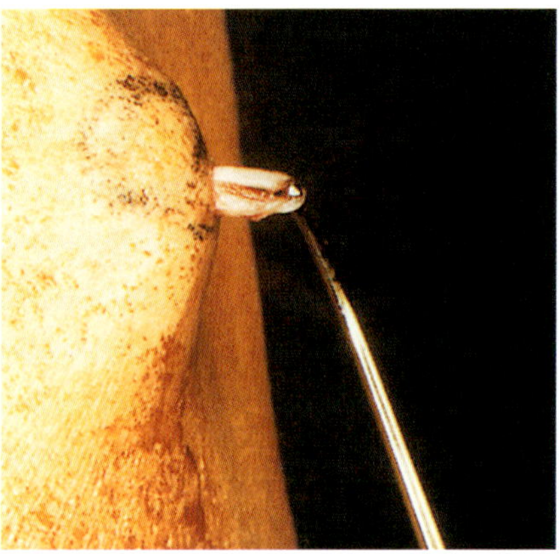

Über winzige, kaum sichtbare Schnittchen, die narbenlos unsichtbar verheilen, wird mit Hilfe eines speziellen Häkchens die erkrankte Vene unter der Haut nach aussen gezogen und entfernt. Gesunde Gewebe in der Umgebung bleiben unberührt und unbeschadet. Die Nachbehandlung besteht aus einem Kompressionsverband, der Nachblutungen verhindert und es ermöglicht, dass der Patient direkt nach dem Eingriff aufstehen und nach Hause oder gar zurück zur Arbeit gehen kann.

Risiken und Komplikationen

Die modernen Techniken der Stripping-Operation und der Miniphlebektomie bergen prinzipielle Komplikationsmöglichkeiten in sich, die kaum auftreten, vorausgesetzt man ist bei einem versierten spezialisierten Operateur in Behandlung.

Folgende Komplikationen sind möglich, jedoch leicht beherrschbar:

- Neben den Venen verlaufen kleine Hautnerven, die beim Stripping oder bei der Häkchenmethode irritiert werden können. Die Folge ist ein gewisser Verlust an Empfindung im operierten Bereich, der sich in fast allen Fällen innerhalb weniger Wochen oder Monaten wieder erholt.
- In einzelnen Fällen kann es zu einer kurzfristigen Lymphabflussstörung mit leichten Stauungen kommen, die sich ebenfalls innerhalb weniger Wochen normalisieren.
- Da Venenstücke aus der Haut entfernt werden, verbleibt ein Raum, der sich mit Blut füllt. Dies führt zu Blutergüssen nach der Operation, die bläulich unter der Haut sichtbar sind und innerhalb weniger Wochen vollständig verschwinden.
- Nicht völlig auszuschliessen sind die üblichen Komplikationsmöglichkeiten wie nach jeder anderen Operation auch. Infektionen, Nachblutungen etc. sind prinzipiell möglich, bei der Behandlung von Krampfadern jedoch extrem selten.

Wenn bei einem Patienten Krampfadern operiert werden, d.h. Venenabschnitte aus dem Bein entnommen und entfernt werden, fragt sich der Patient immer, wo denn das Blut dann hinfliesse. Wie in den ersten Kapiteln dieses Buches beschrieben, besteht im Beinbereich ein derart ausgeprägtes Netz an oberflächlichen Seitenastvenen, dass der oberflächliche Blutfluss problemlos über Seitenäste abfliessen kann, auch dann noch, wenn mehrfach operiert werden musste. Voraussetzung ist allerdings, dass das tiefe Venensystem intakt ist.

Um ein optimales Operationsergebnis zu erreichen und Komplikationen und Nebenwirkungen zu minimieren, ist die Nachbehandlung nach einer Krampfader-Operation unbedingt notwendig. Diese besteht aus der Kompressionstherapie mit Verbänden oder Strümpfen. Diese sind auch wichtig, um allfällige Thrombosebildungen zu verhindern.

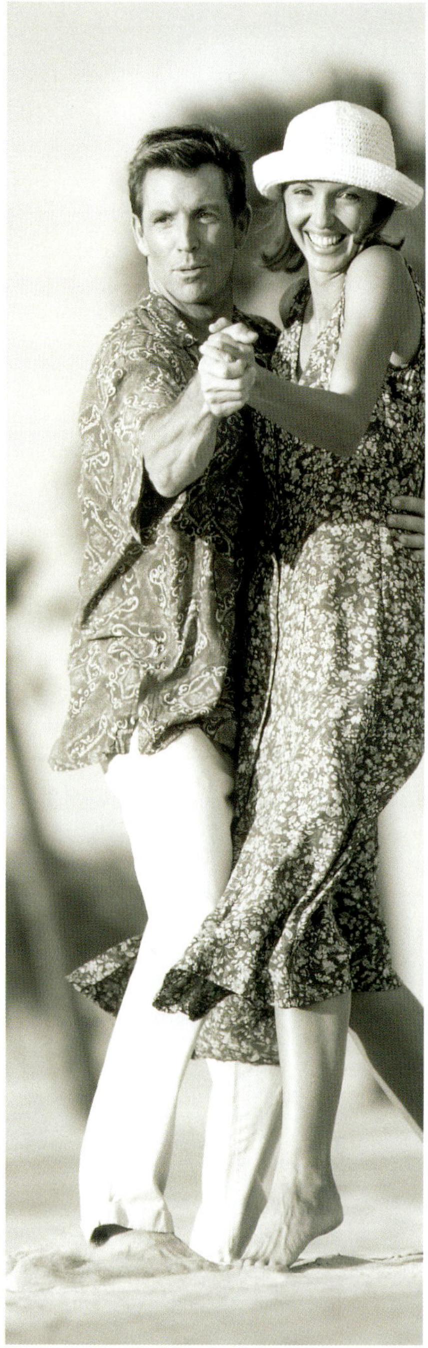

Tanzen ist eine ideale Bewegungsform zur Vorbeugung von Venenleiden.

Das neueste Verfahren – mit Katheter und Radiowellen

Seit kurzem beginnt sich ein völlig neues Verfahren zum Ausschalten grösserer Krampfadern durchzusetzen. Dies stellt eine mögliche Revolution in der Krampfaderbehandlung dar und löst die erwähnte Methode des Strippings vielleicht in wenigen Jahren ab.

Das Verfahren, die sog. VNUS-Closure-Technik, besteht darin, dass ein Katheter in die auszuschaltende Vene eingeführt wird. Mit Hilfe von Radiowellen, die keinen schädlichen Einfluss auf umliegendes Gewebe haben, wird dann eine Hitze von etwa 70 °C im Bereich der Gefässwand erzeugt, die zur Schrumpfung bis zum vollständigen Verschluss dieses Gefässes führt. Dieser Schrumpfungsprozess wird unter Ultraschallkontrolle durchgeführt. Es ist nur noch ein minimaler Schnitt im Kniebereich zum Einführen des Katheters nötig, der Leistenschnitt entfällt. Diese neue Methode der VNUS-Closure-Technik ermöglicht es, den Patienten ambulant in Lokalanästhesie zu behandeln. Kompressionsverband oder Strumpf sind nicht notwendig. Der Patient kann direkt nach dem Eingriff das Spital oder die Praxis ohne grösseres Krankheitsgefühl verlassen und seiner gewohnten Tätigkeit nachgehen. Schmerzen treten nicht auf. Die Erfahrungen sind mehr als verheissungsvoll, die Akzeptanz überwältigend.

Mit Pillen und Salben die Durchblutung verbessern

Die medikamentöse Behandlung kann Symptome lindern, die Krampfadern bleiben aber unverändert erhalten und nehmen unweigerlich zu.

Die häufigsten, in der Schulmedizin verwendeten Substanzen sind Heparine, die das Blut verflüssigen, aber täglich unter die Haut gespritzt werden müssen. Sie werden in der Thrombosevorbeugung, z.B. bei allen grösseren Operationen, und in der Sofortbehandlung entstandener Thrombosen im Bein eingesetzt. In manchen Fällen ist es notwendig, das Blut dauerhaft zu verdünnen. Hierbei werden Medikamente eingesetzt wie «Marcoumar®» oder «Sintrom®», die das Blut zu einem grossen Teil dünnflüssiger, d.h. weniger gerinnbar machen. Das Ausmass dieser Wirkung wird mit dem speziellen Quick-Test gemessen, und die Tabletteneinnahme je nach Ergebnis angepasst. Aspirinhaltige Substanzen verdünnen das Blut nur zu einem ganz geringen Teil und sind eher bei Durchblutungsstörungen der Arterien sinnvoll.
Bei Beinschwellungen und dem Gefühl müder, gestauter Beine werden dann Substanzen eingesetzt, die pharmagenetisch standardisierte Extrakte aus pflanzlichen Produkten enthalten. Steinklee, Rosskastanie, Mäusedorn und rotes Weinlaub sind die Hauptlieferanten derartiger Extrakte. In schulmedizinischer Aufbereitung wer-

den sie als Tabletten oder Kapseln vom Arzt oder der Apotheke abgegeben. Die Wirkung dieser Medikamente ist objektiv nachweisbar, der Nutzen bei jedem Patienten von Fall zu Fall verschieden. Ihr Haupteinsatzbereich sind die genannten Beschwerden, die sie gut lindern können. Krampfadern lassen sich durch ihren Einsatz niemals zurückbilden. Jahr für Jahr werden zwei- bis dreistellige Millionenbeträge für Venensalben ausgegeben. Diese lindern die Beschwerden im Bein meistens für einen Moment, ein dauerhaftes Ergebnis lässt sich durch sie nicht erzielen.

Während sich die Medikamente der Schulmedizin auf die Behandlung der Symptome beschränken, sind natürlich aufbereitete Substanzen, wie sie aus der Pflanzenheilkunde bekannt sind, eher ganzheitlich wirksam und kräftigen zusätzlich die Bindegewebs- und Gefässstrukturen.

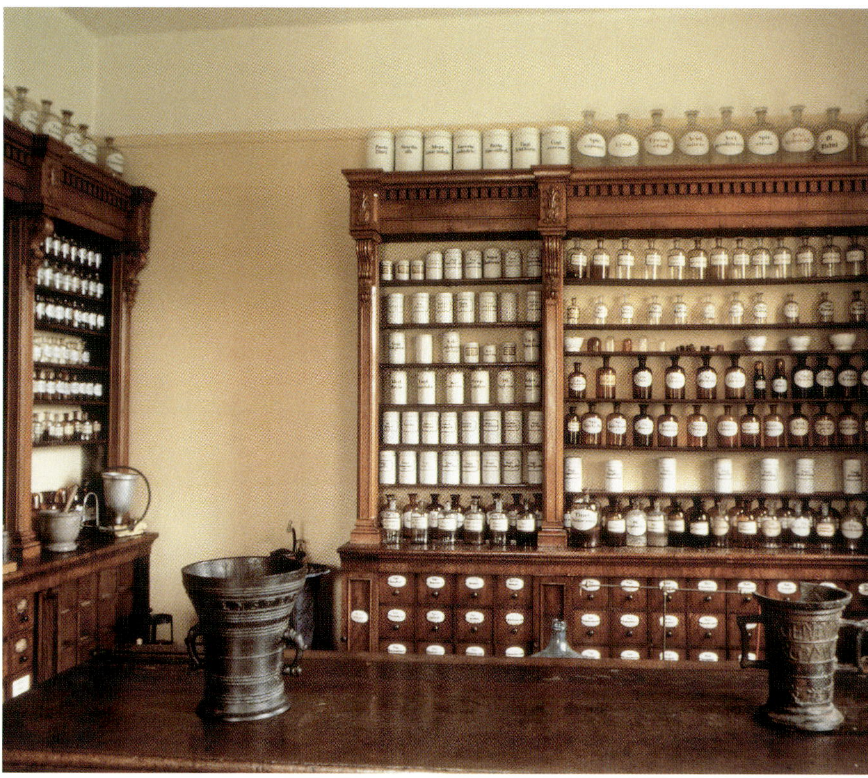

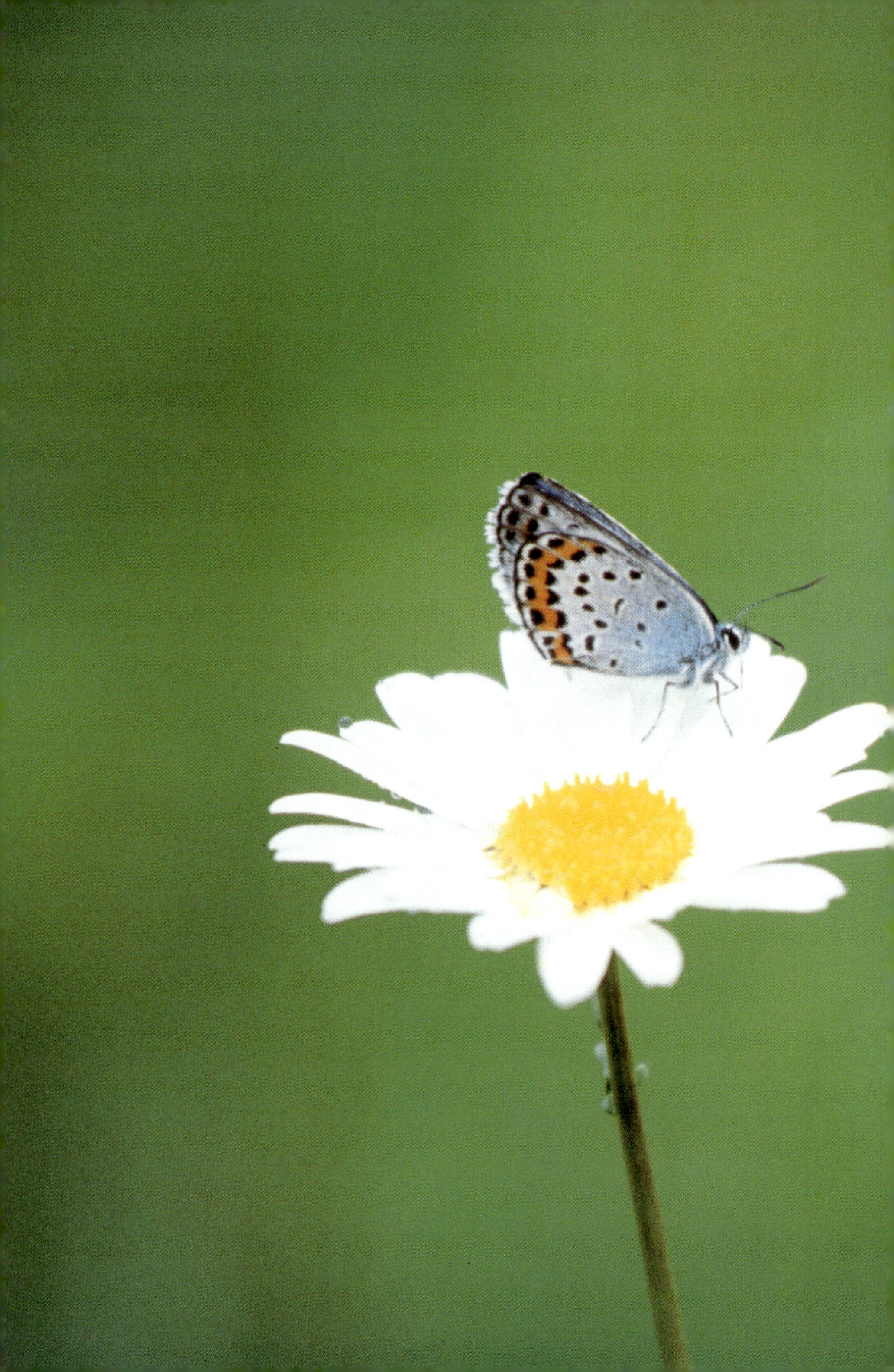

So hilft die Naturmedizin

Phytotherapie – mit Pflanzenextrakten wirksam behandeln

Unter Phytotherapie versteht man die Behandlung einer Krankheit mit Arzneimitteln, die ausschliesslich aus Pflanzen, Pflanzenteilen oder deren Inhaltsstoffen bestehen. Blüten, Stengel, Blätter, Rinden oder Wurzeln können direkt oder in Form von Extrakten (Tinkturen) flüssig, pulverisiert oder als Tee eingesetzt werden. Ihr enormer Vorteil liegt darin, dass grosse Heilerfolge ohne nennenswerte Nebenwirkungen erzielt werden können.

Diese Therapieform beruht auf jahrhundertealter, bewährter Tradition. Eine moderne Phytotherapie setzt auf diesen grossen Erfahrungsschatz, der aber durch neueste Forschungen ständig korrigiert und erweitert wird.

Die Rosskastanie im Mittelpunkt der Phytotherapie

Die Rosskastanie, lateinisch als Aesculus hippocastanum bezeichnet, steht im Mittelpunkt der phytotherapeutischen Behandlung. Zur medizinischen Anwendung kommen vor allem ihre Samen, aber auch die Blätter und die Rinde werden eingesetzt. Die Rosskastanie ist ein 25 bis 35 Meter hoher Baum, der mehr als 200 Jahre alt werden kann. In Europa ist diese Pflanze erst seit dem 16. Jahrhundert zuhause und wurde im 18. Jahrhundert durch grosse Anpflanzungen weit verbreitet.

Die ersten Berichte über die Wirksamkeit der Pflanze in der Medizin stammen aus dem Jahre 1896. Die heilenden Substanzen, die in der Rosskastanie stecken, sind heute bestens bekannt und untersucht. Hauptwirkstoff ist das Aescin, das vor allem in den Samen angereichert ist. Aescin zeigt besonders bei den typischen Venenbeschwerden wie Müdigkeits-, Schwere- und Spannungsgefühl in den Beinen aber auch bei Juckreiz und Schmerzen eine sehr gute Wirkung. Zusätzlich dichtet es die Venengefässwand ab, so dass weniger Flüssigkeit aus der Vene in die Umgebung austreten kann. Beinschwellungen treten somit deutlich weniger auf.

In einer grossen, beachtenswerten Studie wurde dieser Effekt unter strengen wissenschaftlichen Kriterien nachgewiesen und veröffentlicht. Das Präparat, das in dieser Studie zum Einsatz kam, war Aesculaforce von A. Vogel. Die Studienergebnisse lassen sich aber auch auf andere Phytotherapeutika aus Rosskastaniensamen übertragen.

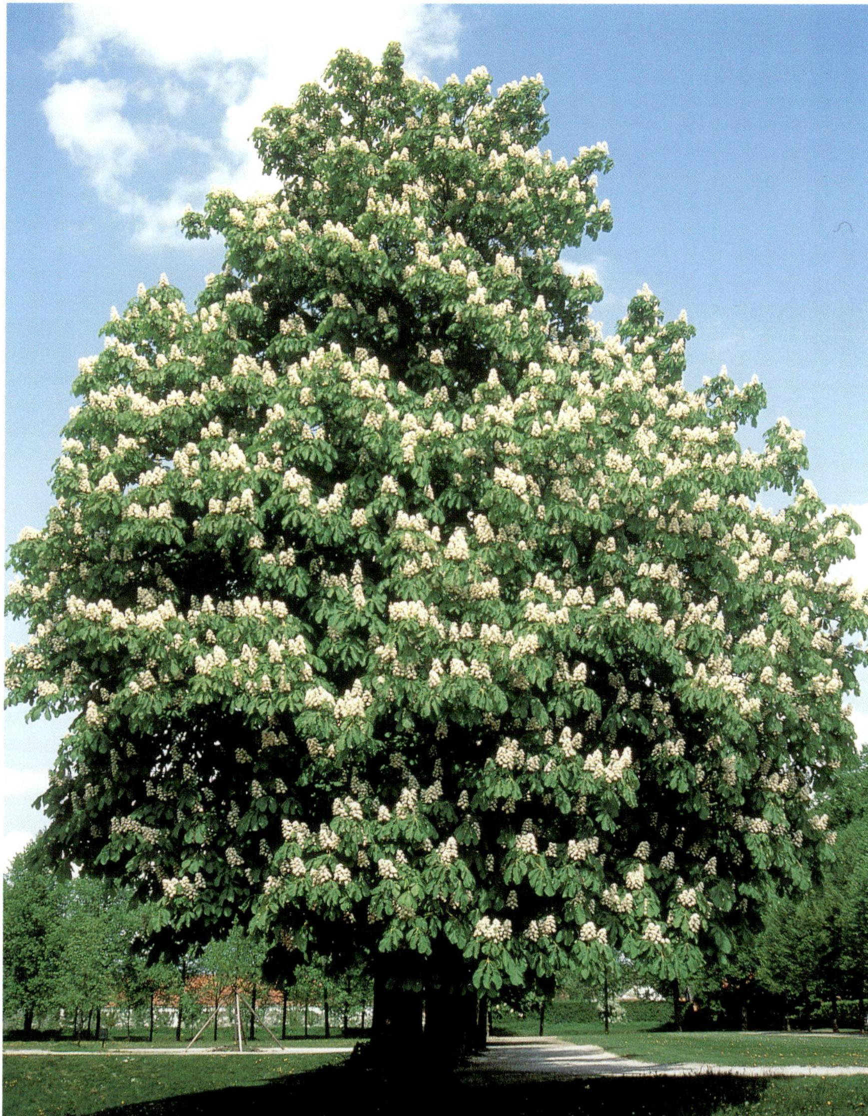

Der Gesamtwirkstoff aus dem Rosskastaniensamen hat bei guter Verträglichkeit eine ausgezeichnete Wirkung. Er kann auf Empfehlung des Arztes sogar während der Schwangerschaft eingesetzt werden.

Rezepte mit Tradition

In den vergangenen Jahrhunderten wurde die pflanzenmedizinische Tradition vor allem in den Klöstern gepflegt. Vielerorts gab es Kräuter- und Heilpflanzengärten und ab dem 15. Jahrhundert begann die Blütezeit der Kräuterbücher, deren Autoren oft botanisch und medizinisch gebildete Mönche waren. Auch die Frauen standen nicht abseits. So erwarb sich beispielsweise die Äbtissin Hildegard von Bingen grosse Verdienste um die Heilpflanzenkunde. Die folgenden, bei Venenleiden hilfreichen Rezepte für Tees, Emulsionen, Umschläge, Wickel und sogar einen Likör stammen aus diesem traditionellen Erfahrungsschatz. Die Mischungen können Sie selbst nachmachen oder in Apotheken und Drogerien bestellen.

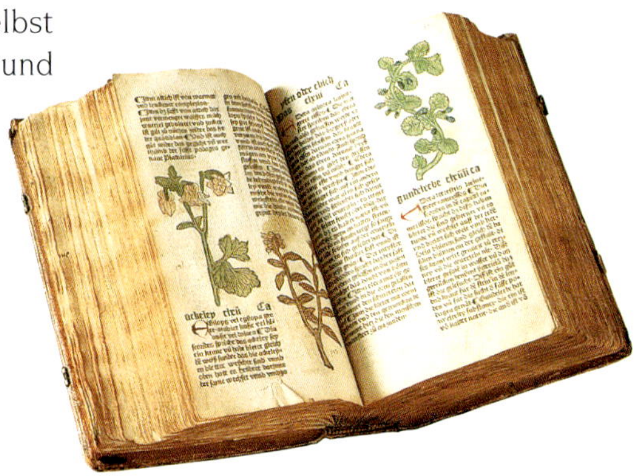

Kräuterteemischung

Vier Teile Rosskastanienblüten
Drei Teile Schafgarbe
Drei Teile Zinnkraut
Zwei Teile Knöterich
Zwei Teile Rosmarin
Ein Teil Hirtentäschel
Ein Teil Taubnessel

Einen Teelöffel der Mischung mit einer Tasse kochendem Wasser übergiessen, fünf bis zehn Minuten ziehen lassen.

Kräuterteemischung

zu gleichen Teilen:
Birkenblätter
Brennnessel
Goldrute
Steinklee
Ackerschachtelhalm
Mariendistelsamen

Einen Teelöffel der Mischung mit ¼ l Wasser überbrühen, zehn Minuten ziehen lassen, abseihen, dreimal täglich eine Tasse trinken.

Kräuterteemischung

10 g Arnikablüten
20 g Honigkleekraut
30 g Rosskastanienblüten

20 g Schafgarbenkraut
20 g Weissdornkraut

Ein Teelöffel der Mischung reicht für eine Tasse Wasser. Mit nicht mehr kochendem Wasser überbrühen, fünf Minuten ziehen lassen. Mit Steviakraut süssen, trinken. Zwei bis drei Monate lang täglich zwei bis drei Tassen davon trinken.

Venen-Emulsion

Emulsionen selbst herzustellen, erfordert recht viel Aufwand. Im Handel gibt es viele gute Präparate, die leicht einzureiben sind und deren Wirkung nachgewiesen ist. Zum Ausprobieren hier ein Rezept aus alter Zeit.

100 g Emulsion benötigen:
10 ml Mäusedorntinktur
10 ml Rosskastanientinktur
5 ml Arnikatinktur
5 ml Hamamelistinktur
5 ml Ringelblumentinktur

alles mit einer Grundemulsion (Apotheken und Drogerien) vermischen und zwei- bis dreimal täglich auf die schmerzende Stelle auftragen.

Umschlag mit Zinnkraut

Einen Esslöffel voll Zinnkraut in ¼ l Wasser abkochen, dann abseihen. Ein Leinentuch damit tränken und als Umschlag verwenden.

Kräuter-Umschlag

Zu gleichen Teilen:
Arnika
Johanniskraut
Kamille
Odermennig
Ringelblumen und
Zinnkraut

Einen Esslöffel voll mit ¼ l kochendem Wasser aufbrühen, eine halbe Stunde lang ziehen lassen, für Umschläge verwenden.

Heilerde- und Quark-Wickel

Heilerde oder Lehm mit Wasser zu einem dickflüssigen Brei anrühren. Die Paste entweder direkt oder indirekt auf die Haut auftragen. Als etwa drei Millimeter dicke Schicht direkt auf die Haut streichen oder den Brei zuerst auf ein Tuch oder Haushaltpapier geben, dann auf den Unterschenkel legen und mit einem luftdurchlässigen Stoff (Leinen oder Baumwolle) abdecken.

Den Quark mit einem Haushaltpapier auf die Haut legen.

Die Wickel sollten täglich ein- bis zweimal, in akuten Fällen mehrmals gewechselt werden. Nach einer halben Stunde lässt die kühlende Wirkung nach. Verbleibende Lehm- oder Quarkreste lassen sich leicht mit Wasser abspülen.

Kastanienwein

Als Likör getrunken, wohl mehr als nur eine Medizin.

1 Flasche Rotwein
8 EL Rosskastanienrinde
3 EL Efeublätter
2 EL Blutweiderich
50 ml Alkohol (70%)

Zwei Wochen lang ansetzen, dann abseihen, zweimal täglich ein Likörglas trinken.

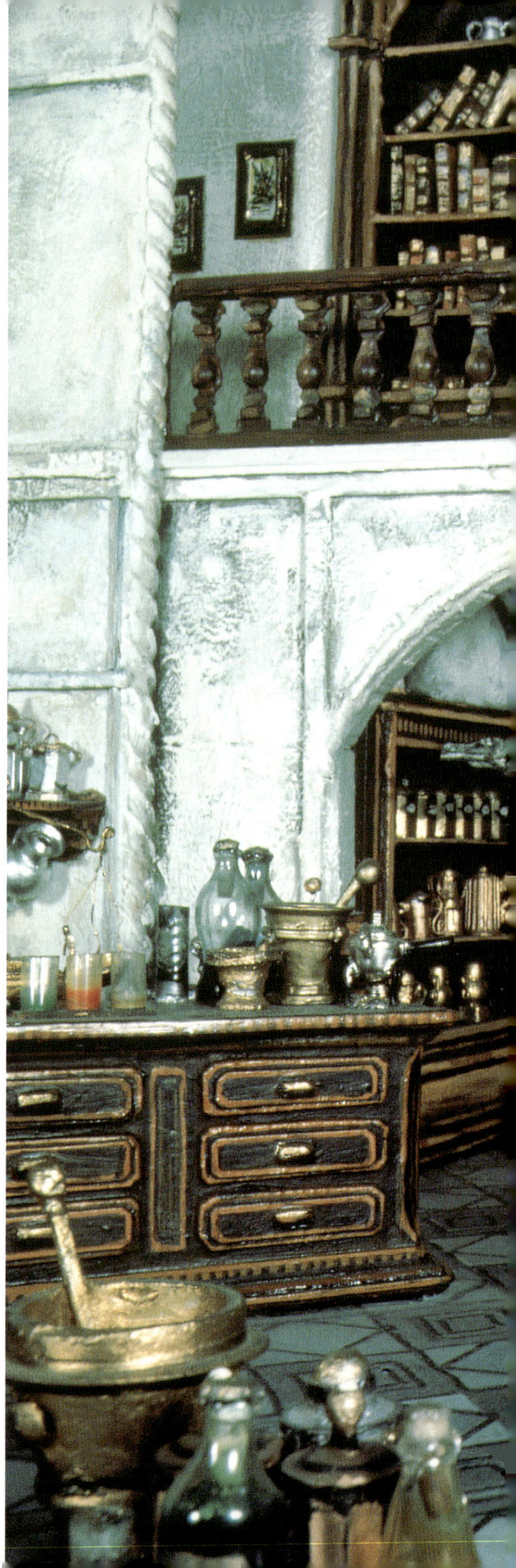

Antike Apotheke in Havanna (Kuba).

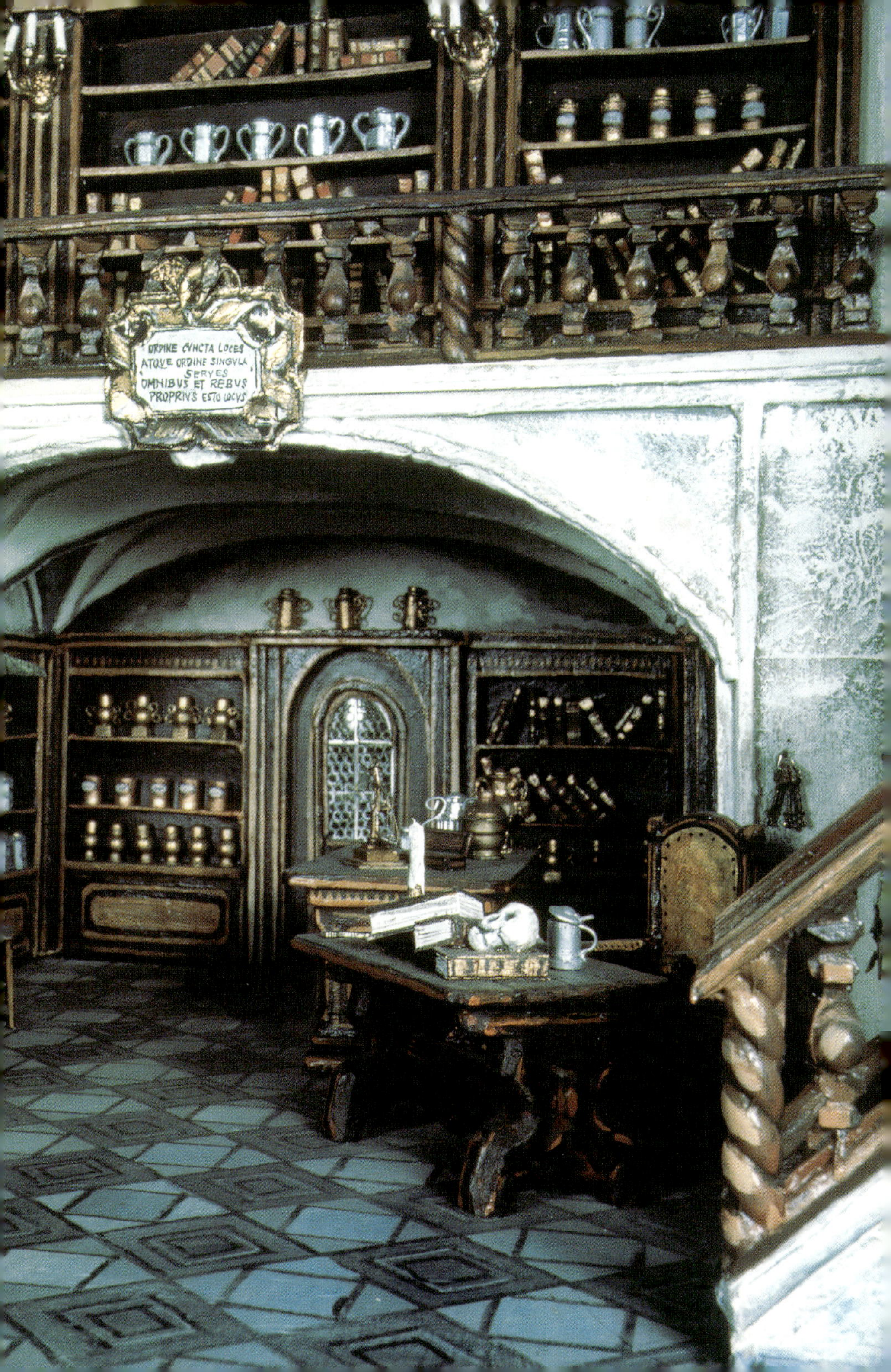
ORDINE CVNCTA LOCES
ATQUE ORDINE SINGVLA
SERVES
OMNIBUS ET REBUS
PROPRIVS ESTO LOCVS

Homöopathie – die probaten Mittel

Die Homöopathie ist eine eigenständige Naturheilmethode, welche die körpereigenen Selbstheilungsprozesse fördert. Der Körper erhält durch die homöopathische Substanz zielgerichtete Impulse, sich selbst zu heilen.

Homöopathische Arzneien wirken umso besser, je höher sie potenziert (verdünnt) sind. In manchen Fällen werden derart hohe Potenzen gegeben, dass auch mit den empfindlichsten Nachweismethoden keine eigentlichen Wirkstoffe mehr ausgemacht werden können. Trotzdem sind die Mittel äusserst wirksam und bei richtiger Wahl auch ohne Nebenwirkungen. Homöopatische Medikamente können in Apotheken (Schweiz: auch Drogerien) ohne Rezept gekauft werden. Sie sind als Tropfen, Globuli (Kügelchen) oder Tabletten erhältlich. Zur Behandlung von Venenbeschwerden eignen sich Mittel in der Verdünnung D4 (1:10000) oder D6 (1:1000000). Die Arznei soll zwei - bis viermal täglich zwischen den Mahlzeiten eingenommen werden. Man lässt vier bis sechs Globuli langsam im Mund zergehen.

Denken Sie daran, dass auch homöopathische Mittel Medikamente sind, welche Sie nicht ohne gute Kenntnisse der Materie verwenden sollten. Lassen Sie sich von einem Arzt oder einer Fachperson gut beraten und beobachten Sie Ihren Körper genau. Informieren Sie Ihren Arzt darüber, wenn sie solche Mittel einnehmen. Wenden Sie sich auch an den Arzt, wenn sich Fieber einstellt, Schmerzen oder eine deutliche Verschlimmerung der Symptome auftreten.

Aesculus hippocastanum

Die Rosskastanie ist das wichtigste Mittel gegen Venenbeschwerden. Es sollte dann eingenommen werden, wenn die ersten Krampfadern zu sehen sind, sich erweitern und mit Stauungen und Schwellungen einhergehen.

Hamamelis

Die Zaubernuss ist dann indiziert, wenn Krampfadern zu ersten leichten Entzündungen führen. Die Varizen sind sehr empfindlich und verursachen stechende Schmerzen. Treten starke Beschwerden auf, sollte zusätzlich Arnika genommen werden und zwar im Wechsel mit Hamamelis alle 90 Minuten. Diese Kombination eignet sich besonders bei einer drohenden Venenentzündung, die sich durch diese Mittel fast immer vermeiden lässt.

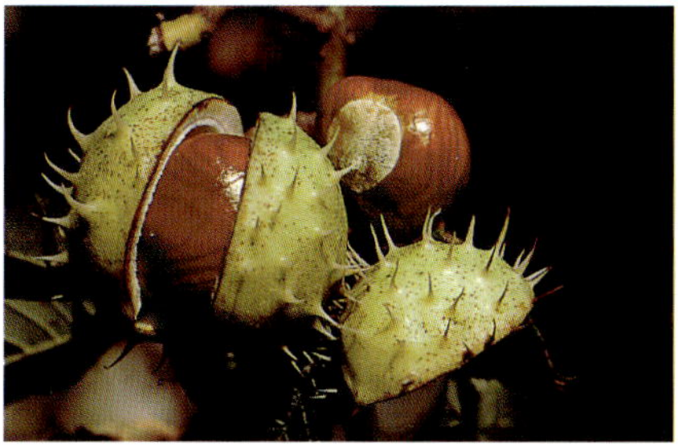

Rosskastaniensamen (oben) und Hamamelis virginiana (unten)

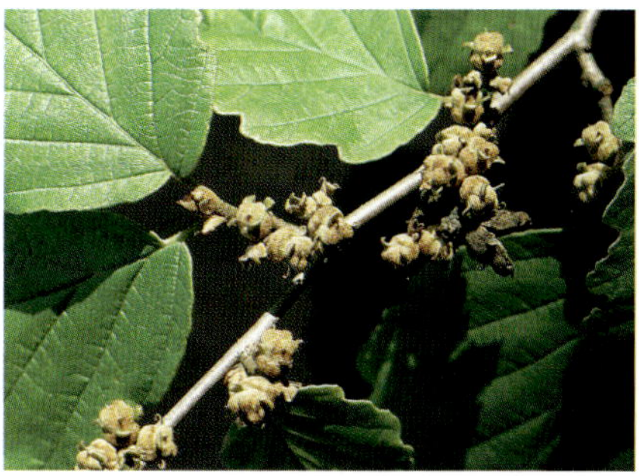

Calcium fluoratum und Silicea

Diese Mittel sollten Sie über längere Zeit in einer erhöhten Potenz von D12 einnehmen, wenn Sie an Bindegewebsschwäche leiden. Meist vererbt, zeigt sich diese Schwäche in schlaffer Haut, Schwangerschaftsstreifen, Cellulite, Krampfadern und genereller Neigung zu Schwellungen an den Beinen. Bekannt sind die Schüssler-Salze, welche dreimal täglich vor den Mahlzeiten eingenommen werden. Silicea und Calcium fluoratum werden im täglichen Wechsel verwendet. Nur die langfristige Anwendung über Monate bringt einen deutlichen Erfolg

Lachesis

Der Buschmeister eignet sich hervorragend, wenn es zu einer Phlebitis gekommen ist. Die Krampfader ist hart, geschwollen, gerötet, schmerzhaft und derart berührungsempfindlich, dass kein Verband oder enges Kleidungsstück vertragen wird. Bei ausgeprägten Beschwerden kann Lachesis im Wechsel mit Hamamelis kombiniert werden (alle 90 Minuten).

Abrotanum

Besenreiser, die kleinen erweiterten Hautvenen, lassen sich gut mit diesem Mittel beeinflussen. Neubildungen werden verhindert, entstandene Besenreiser bilden sich langsam zurück. Allerdings muss die Behandlung langfristig, d.h. über Monate, durchgeführt werden.

Secale cornutum

Das Mutterkorn ist vor allem bei der Schaufensterkrankheit, (wenn nach wenigen hundert Metern Muskelkrämpfe der Waden auftreten) geeignet.

Secale hilft besonders, wenn feuriges Brennen, Taubheitsgefühl und Kribbeln in den Beinen als Zeichen der Mangeldurchblutung auftreten.

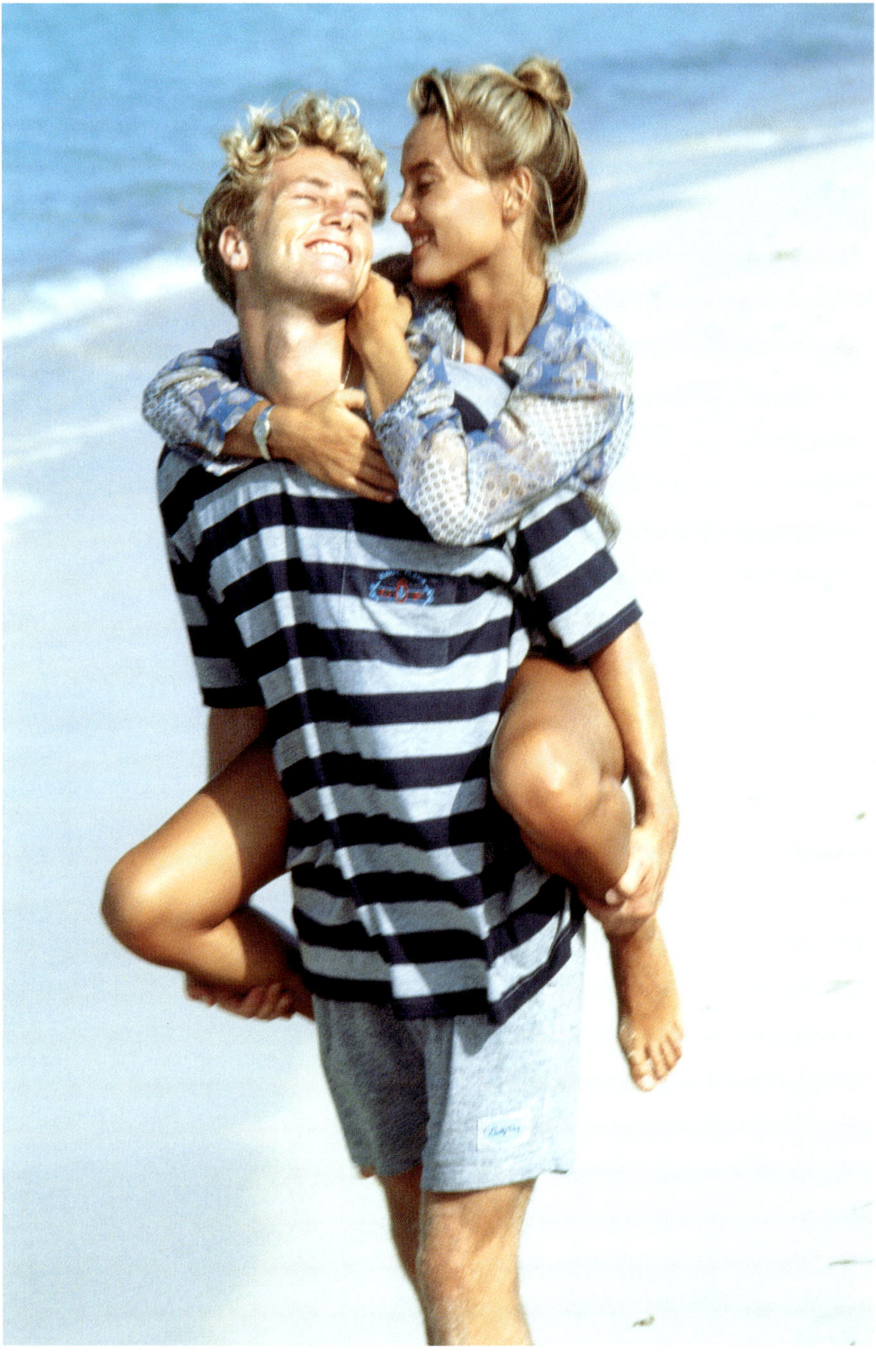

Akupressur – die besten Punkte

Seit Jahrtausenden wenden chinesische Mediziner die Akupunktur und Akupressur an, um ihre Patienten zu heilen oder eine Heilung zu unterstützen. Obwohl Ärzte aus fast allen Fachgebieten zahlreiche Experimente und Untersuchungen durchführten, kann der Wirkungsmechanismus bis heute noch nicht exakt erklärt werden.

Doch wer heilt, hat Recht! Diese einfachen und risikoarmen Heilmethoden erlauben es, über ganz bestimmte Punkte auf der Körperoberfläche innere erkrankte Organe zu heilen. Bei der Akupunktur oder Akupressur müssen bestimmte Punkte auf der Haut gereizt werden. Zum Beispiel durch Nadeln beim Punktieren oder durch Fingerdruck bei der Pressur.

Die Akupressur ist leicht selbst anzuwenden und, da man kaum etwas falsch machen kann, hervorragend zur Selbstbehandlung geeignet. Die Wirkung der Akupressur beruht auf der Vorstellung, dass bestimmte Energieströme (das Qi) durch den Körper fliessen; feste Bahnen, die sogenannten Meridiane, dienen als Leitungen. Bei Erkrankungen sind diese Energieflüsse gestört, können aber durch die Stimulation von aussen (Akupressur) normalisiert werden. Es müssen ganz bestimmte Punkte durch Massage angeregt werden.

Akupressur beruht auf den gleichen körperlichen und energetischen Prinzipien wie die Akupunktur, ist jedoch für die Selbsthilfe geeignet.

Massieren Sie die angegebenen Punkte ein- bis zweimal am Tag, bei starken Beschwerden auch öfter.

Suchen Sie den genauen Punkt an Ihrem Bein oder Fuss und markieren Sie ihn anfänglich mit einem Stift.

Mit dem Daumen oder Zeigefinger massieren Sie etwa 40- bis 60-mal pro Minute in die angegebene Richtung.

Behandeln Sie immer beide Körperseiten.

Grundsätzlich gilt: Chronische Erkrankungen wie die Bindegewebsschwäche und Krampfaderbildung benötigen meist eine mehrwöchige, konsequente Behandlung bis sich ein Erfolg einstellt.

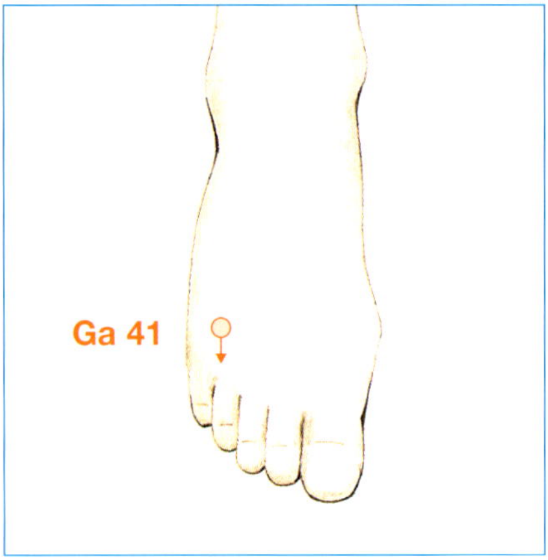

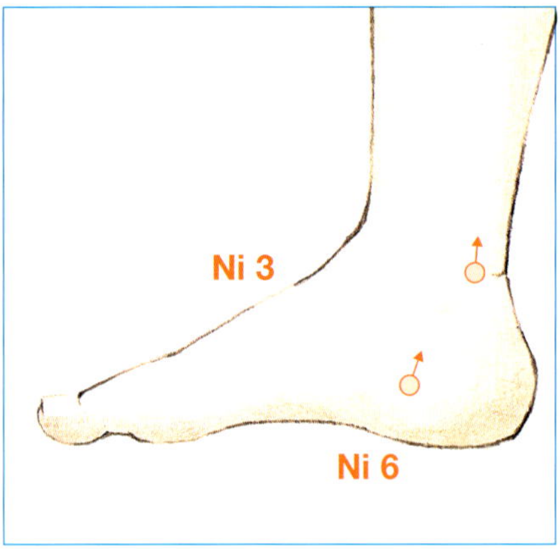

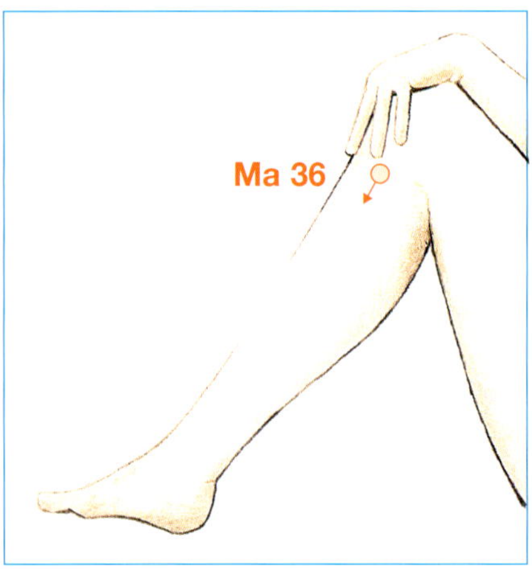

Akupressur bei Durchblutungsstörungen

Kalte Füsse sind oft auf eine Störung der Kapillaren zurückzuführen. Aber auch eine Verkalkung der Arterien kann zu kalten Füssen führen. Zur Behandlung eignen sich vier Punkte.

Der eine Punkt liegt am Fussrücken, einen Daumenbreit oberhalb des Zehengrundgelenks zwischen dem 4. und 5. Mittelfussknochen **(Ga 41)**.

Der zweite Punkt liegt unterhalb des inneren Sprunggelenkknöchels **(Ni 6)**.

Der dritte Punkt liegt drei Querfinger oberhalb des Fussinnenknöchels an der Unterschenkelinnenseite **(Ni 3)**.

Der vierte Punkt befindet sich an der Aussenseite des Unterschenkels, direkt unter dem Ringfinger, wenn man am gebeugten Bein den Handteller auf die Kniescheibe legt **(Ma 36)**.

Akupressur bei Wadenkrämpfen

Wadenkrämpfen liegt eine Verkrampfung der Unterschenkelmuskulatur zugrunde. Diese Beschwerden treten vor allem in den Nachtstunden auf. Die Ursachen können sehr verschieden sein. Neben venösen und arteriellen Durchblutungsstörungen können Magnesiummangel oder nervöse Störungen zu diesen Beschwerden führen.

Von den beiden wirksamen Punkten liegt der erste Punkt am Fussrücken, einen Querfinger oberhalb des Zehengrundgelenkes zwischen dem 1. und 2. Mittelfussknochen (**Le 3**).

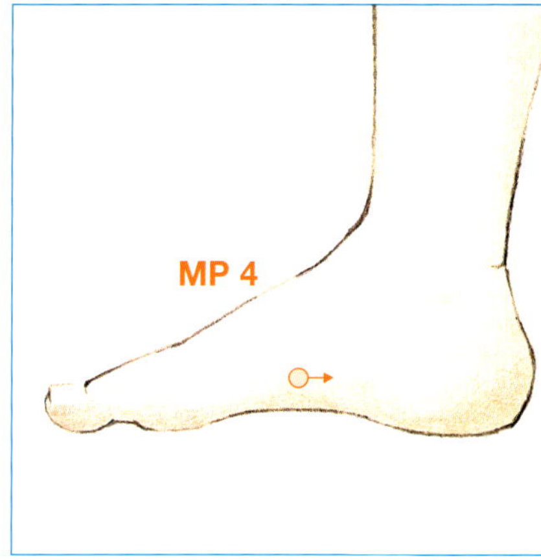

Der zweite Punkt liegt auf der Rückseite des Unterschenkels zwischen der Kniekehle und Achillessehne, etwas näher zum Aussenrand in Höhe des äusseren Knöchels **(Bl 57)**.

Akupressur bei Krampfadernbeschwerden

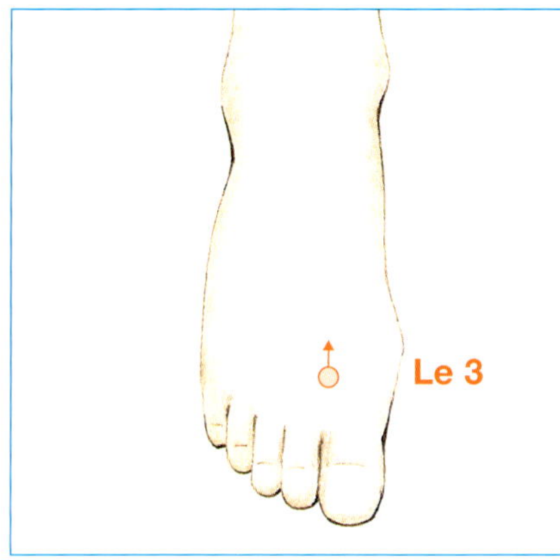

Leider lassen sich Krampfadern durch die Anwendung der Akupressur nicht zurückbilden, doch sind die Beschwerden, die sie auslösen, günstig beeinflussbar. Vier Punkte sind zu beachten.

Der erste Punkt liegt in der Mitte der Fussinnenseite **(Mp 4)**.

Punkt zwei liegt am Fussrücken, einen Querfinger oberhalb des Zehengrundgelenkes zwischen dem 1. und 2. Mittelfussknochen **(Le 3)**.

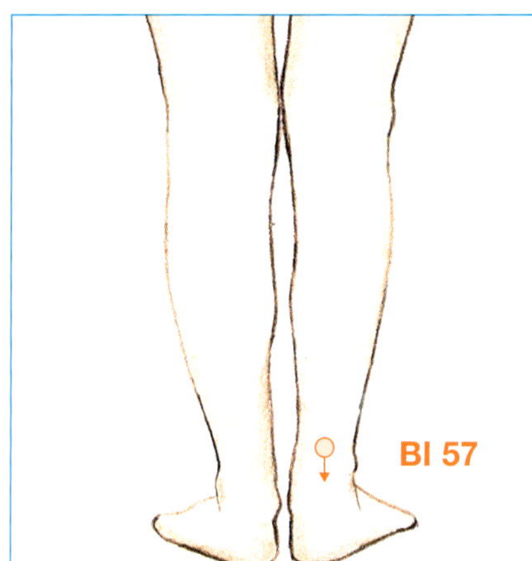

Wenn man am gebeugten Bein seinen Handteller locker auf die Kniescheibe legt, befindet sich der dritte Punkt genau unter dem Ringfinger **(Ma 36)**.

Der vierte Punkt liegt vor der Achillessehne auf Höhe des höchsten Punktes am äusseren Knöchel **(Bi 57)**.

Spurenelemente und Vitamine

Wir wissen heute, dass Vitamine und Spurenelemente die Fitmacher der Gefässe sind. Unsere Ernährungsgewohnheiten haben sich aber so verändert, und die Böden sind so ausgelaugt, dass oft sogar eine gute vollwertige Ernährung nicht mehr alle Bedürfnisse an Mineralien und Spurenelementen abdeckt.

Aus wissenschaftlichen Untersuchungen ist bekannt, dass sogenannte «freie Radikale» eine Ursache des Zellabbaus und der Alterung von Gewebe sind. Diese freien Radikalen sind besonders reaktionsfreudige, aggressiv wirkende Atome oder Moleküle, die unsere Erbsubstanz oder die Zellwände angreifen und schädigen. Wir können unseren Körper schützen, indem wir ihm ausreichend antioxidativ wirkende Substanzen wie beispielsweise Vitamine und Spurenelemente zuführen. Solche Antioxidantien, die freie Radikale neutralisieren, sind die Vitamine A, C, E, F und P.

Man kann auf fertige Kombinationspräparate zurückgreifen, sollte jedoch vor allem bei den Vitaminen darauf achten, dass es sich um natürliche und nicht synthetisch hergestellte Vitamine handelt. Fragen Sie Ihren Arzt um Rat, damit Sie sich nicht selbst überdosieren.

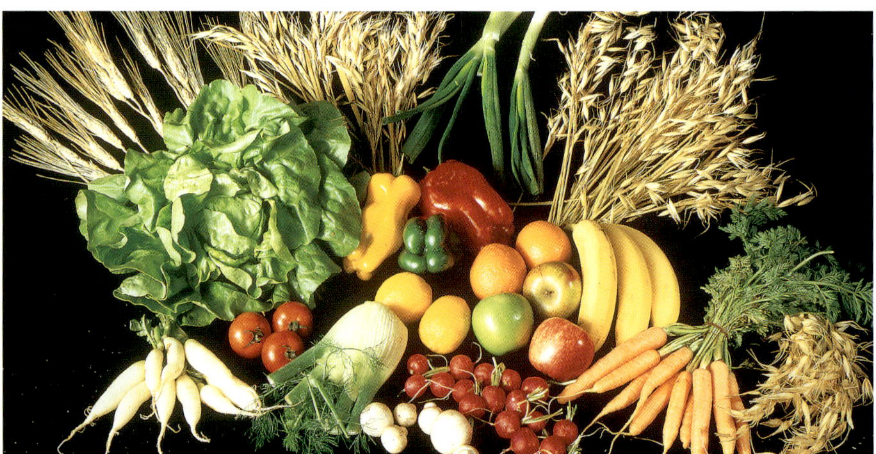

An Spurenelementen empfehlen sich Selen, Mangan, Magnesium, Molybdän, Zink sowie Kalzium und Silizium.

Vitamin A

Vitamin A fördert unter anderem den Aufbau der Haut. Es hält den Verhornungsvorgang der obersten Hautschicht (Epidermis) im Gleichgewicht, indem es einer zu starken wie auch zu schwachen Verhornung vorbeugt. Mangelerscheinungen bewirken Hühnerhauteffekt, hauptsächlich an Gesäss und Oberschenkeln sowie ganz allgemein rauhe und trockene Haut verbunden mit Spannungsgefühl.

Wichtig: Vitamin A nie alleine einnehmen, sondern mit den Vitaminen E und C und dem Spurenelement Zink verbinden.

Vitamin A-Räuber sind: lange Lagerung und langes Kochen von Gemüse. Auf natürliche Art kann man dem Körper Vitamin A zuführen durch Leber, Lebertran, Butter, Rahm, Eidotter. Im Gemüse, vor allem in dunkelgrünem und rotem Gemüse, ist die Vitamin A-Vorstufe Carotin verfügbar, die der Körper selbst nach Bedarf in Vitamin A umbaut.

Vitamin C

Das Vitamin ist ein Alleskönner und vielseitig einsetzbar. Für die Thematik des Buches ist besonders wichtig, dass sich Vitamin C auf die Blutfette auswirkt. Es erhöht die Elastizität und Widerstandsfähigkeit der Blutgefässe, also auch der Venen. Ein Mangel zeigt sich in Krampfadern, offenen Beinen, erhöhter Durchlässigkeit der Kapillaren (ohne Grund blaue Flecken).

Vitamin C-Räuber sind Rauchen (eine Zigarette verbraucht 25 mg Vitamin C), aber auch die Antibabypille.

Lieferanten von natürlichem Vitamin C sind: Acerolakirsche, Sanddornbeeren, schwarze Johannisbeeren, Peperoni und neue Kartoffeln.

Vitamin E

Dieses Vitamin hält die Blutbahnen geschmeidig, verlängert das Leben der roten Blutkörperchen und verhindert Blutgerinnsel.

Mangelerscheinungen bewirken Venenentzündungen, zeitweises Hinken (Schaufensterkrankheit), und nächtliche Beinkrämpfe. Vitamin E ist wichtig für das Bindegewebe, das damit jung und elastisch bleibt und sich besser regenerieren kann.

Hier zeigt sich ein Mangel in Schwangerschaftsstreifen und Cellulite. Wichtig ist, dass Sie Vitamin E mit dem Essen einnehmen. Der Körper kann es besser resorbieren. Vitamin E-Räuber ist chloriertes Trinkwasser.

Natürliche Vitamin E-Spender sind ganzes Korn, Samen, Nüsse, Weizenkeime, Weizenkeimöl, Wirsing und Kalbsniere (auf die man aber vielleicht aus anderen Gründen verzichten sollte).

Vitamin F

Dies ist die nicht mehr so gebräuchliche Bezeichnung für ein Gemisch von mehrfach ungesättigten Fettsäuren (Linolsäure, Linolensäure und Arachidonsäure). Diese Säuren sind lebensnotwendig. Mit einer empfohlenen Zufuhr von 10 Gramm pro Tag rechnet man sie nicht zu den eigentlichen Vitaminen, deren Dosierung sich im wesentlich kleineren Bereich von Mikro- und Milligramm bewegt.

Essentielle Fettsäuren erfüllen eine ganze Reihe von Aufgaben. Ein Mangel in der Nahrung gilt unter anderem als eine der Ursachen der Arterienverkalkung und macht sich auch in Beingeschwüren bemerkbar. Die essentiellen Fettsäuren spielen eine wichtige Rolle bei der Zellatmung und sind äusserst bedeutsam für die Bildung der Zellmembrane. Ein Mangel zeigt sich hier in aufgedunsenem Gewebe, also Ödembildung (erste Anzeichen an den Fesseln), aber auch in Ekzemen.

Natürliche essentielle Fettsäuren sind enthalten in Distelöl, Sonnenblumenöl, Maiskeimöl und Sojaöl.

Bioflavonoide

Diese zu den sekundären Pflanzeninhaltsstoffen zählenden Substanzen entfalten vielfältige Schutzwirkungen im Körper. Sie stärken das Immunsystem, hemmen Entzündungen und spielen bei der Abwehr schädlicher freier Sauerstoffradikale eine Rolle. In diese früher auch Vitamin P genannte Gruppe fallen Citrin, Rutin, Hesperidin, Quercetin und andere. Diese Stoffe setzen die Permeabilität (Durchlässigkeit) der Gefässe herab.

Bei einem Mangel haben wir grundlos immer wieder blaue Flecken, erweiterte Kapillargefässe und Besenreiser an den Beinen. Ebenso zeigt sich eine vermehrte Tendenz zu Krampfadern, Venenentzündungen und Cellulite.

Auf natürliche Art kann man die Bioflavonoide durch alle gelbroten und dunkelgrünen Gemüse und Früchte (wie Peperoni/Paprika, schwarze Johannisbeeren), Buchweizen und Zitrusfrüchte zu sich nehmen.

Magnesium

Wenn bei sportlichen Aktivitäten schnell Krämpfe auftreten, ist das ein Zeichen für Magnesiummangel, denn es ist verantwortlich für das Zusammenspiel von Nerven und Muskeln. Magnesium fördert auch die Durchblutung der Kapillargefässe. Im Mangelfall setzt ein Kribbeln in Armen und

Beinen ein. Da Magnesium auch bei der Blutgerinnung eine wichtige Rolle spielt und die Thrombozyten stabilisiert, wirkt es als körpereigener Schutzstoff vor Thrombosen und Embolien.

Magnesium-Räuber sind schwere Blutverluste, schwerer Durchfall, Einnahme von Entwässerungsmitteln, Antibiotika, starker Alkoholgenuss und der Verzehr von zu viel Weissmehl und Zucker. Man sollte darauf achten, dass durch magnesiumhaltige Abführmittel oder Arzneien gegen Magenübersäuerung oft zuviel von dem Mineralstoff aufgenommen wird. Der durchschnittliche tägliche Bedarf liegt bei 200 bis 400 Milligramm.

Die besten natürlichen Quellen sind Vollkornprodukte, Hülsenfrüchte, Kichererbsen, Nüsse, schwarze Melasse, alle Gemüse und Kartoffeln.

Kalzium

Dieser lebensnotwendige Mineralstoff ist nicht nur ein «Knochensalz», sondern auch für die Muskeltätigkeit und damit für die Beine von Bedeutung.

Ein Mangel zeigt sich in einem steten Bewegungsdrang, unruhigen, zappeligen Beinen und Krämpfen bei körperlicher Tätigkeit und Wadenkrämpfen während der Nacht.

Kalzium-Räuber sind Weissmehl und Zucker, also vor allem Süssigkeiten. Vitamin D fördert den Kalziumstoffwechsel.

Natürliche Kalziumquellen sind Milch, Milchprodukte wie Kefir, Käse, Jogurt, Kohlrabi, schwarze Melasse, Sesam und kalziumhaltiges Mineralwasser.

Zink

Das wichtige Spurenelement spielt zusammen mit vielen Enzymen eine grosse Rolle für Prozesse in den Zellen. Bekannt ist die Anwendung als Zinkwickel bei offenen Beinen. Zink sollte nicht ohne ärztliche Kontrolle eingenommen werden, denn es wirkt bei Überdosierung toxisch.

Zink-Räuber sind psychischer Stress (auch Liebeskummer), Narkosen und Operationen. Ein gleichzeitiger Kupfermangel führt zu Schlafstörungen.

Für die natürliche Versorgung kommen Fleisch, Fisch und Kakao infrage.

Silizium

Silizium ist ein wichtiger Stoff für den Halt des Bindegewebes; Cellulite wird einem Siliziummangel zugeschrieben. Da der Tagesbedarf nicht schlüssig bekannt ist, geschieht die Versorgung über die ausgewogene Ernährung.

Natürliches Vorkommen in allen Pflanzenfasern und Kleie.

Enzymtherapie

Enzyme gelten als Therapieform der Zukunft. Sie sind die eigentlichen Helden, wenn es um den Stoffwechsel in unserem Körper geht. Es gibt etwa 2500 verschiedene Enzyme, und dank ihrer Arbeit gleicht unser Körper einer wahren chemischen Fabrik. Man unterscheidet einige Hauptgruppen, doch hier sollen nur die Enzyme interessieren, welche in einem Zusammenhang mit Venenleiden stehen.

Einleitend sei gesagt, dass unser Körper aus zugeführter Nahrung Enzyme bildet. Ein Enzym entsteht einerseits aus Eiweiss, welches der Körper selbst bildet, und andererseits setzt es sich aus Vitaminen und Mineralien zusammen, welche aus der Nahrung aufgenommen werden. Erst durch diese Verbindung kann das Enzym mit den Stoffwechselfunktionen beginnen. Ein durch falsche Ernährung verursachter Enzymmangel kann durch Vitamin- und Mineralstoffpräparate ausgeglichen werden. Die Lebensdauer eines Enzyms ist beschränkt, denn es ist nach getaner Arbeit verbraucht und

Die geheimen Kräfte von Ananas und Papaya nutzen der Gesundheit.

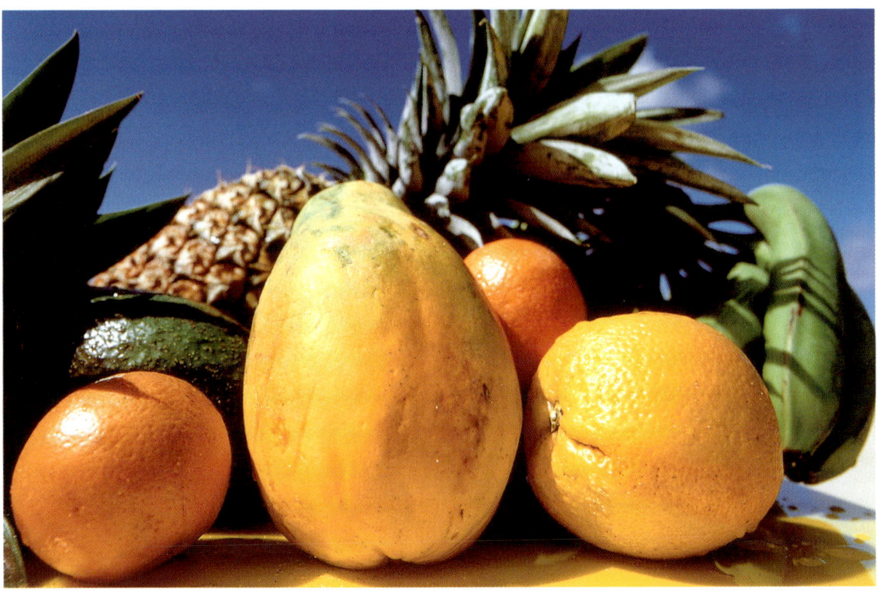

wird entweder ausgeschieden oder in der Zelle eingelagert. Was erhalten bleibt, ist das Eiweissgerüst, welches in der Lage ist, wieder ein neues, aktives Enzym zu bilden.

Bei der medizinischen Enzymtherapie werden pflanzliche oder tierische Enzyme in Form von Infusionen oder Tabletten zugeführt. Diese Therapieform hat sich auch bei Durchblutungsstörungen und entzündlichen, abbaubedingten und bösartigen Erkrankungen bewährt. Richtig dosiert, eignen sie sich bei der Behandlung von Gefässerkrankungen wegen ihrer blutverdünnenden, anti-entzündlichen, abschwellenden und immunstimulierenden Wirkung. Ausserdem können sie auch bei Verkalkungen der Arterien, venösen Durchblutungsstörungen, Thrombosen und Lymphstauungen eingesetzt werden. Nebenwirkungen sind so gut wie keine bekannt.

Das Enzym Papain aus der Papaya

Durch eine gute Durchblutung und optimale Versorgung der Zellen kann auch eine gute Verteilung der Heilstoffe erreicht werden, und deshalb hilft die Papaya mit ihrem hohen Gehalt an Papain, die Durchblutung zu fördern oder zu optimieren. Schon alte Naturvölker haben erkannt, dass in der Papaya ein Stoff enthalten ist, der Eiweiss abbaut. Zähes Fleisch wurde von Jägern über Nacht in Papayablätter eingewickelt und liegengelassen. Am nächsten Tag wurde das Fleisch am Spiess gebraten, und es war zart geworden. Heute heisst der eiweisszerlegende Stoff Papain.

Das Enzym Bromelain aus der Ananas

Bromelain hat entzündungshemmende Wirkung. Die Einnahme in einer darmlöslichen Form bewährt sich besonders. Der aus der Ananas gewonnene Stoff hilft auch bei der Blutverdünnung. Entfernen Sie den Strunk nicht wie gewohnt, sondern verwenden Sie ihn, in kleine Stücke geschnitten, als Gewürz, zum Beispiel in Salaten.

Das Enzym Chymotrypsin aus der Bauchspeicheldrüse

Dieser «Stoffwechsler» kann stündlich bis zu 300 Gramm Eiweiss abbauen. Das in der Bauchspeicheldrüse produzierte und im Verdauungssaft enthaltene Enzym hilft, Blutergüsse aufzulösen, wirkt anti-entzündlich und unterstützt die Wundheilung.

Die medizinische Enzymtherapie kennt auch tierische Produkte. Diese werden aus der Bauchspeicheldrüse von Rindern und Schweinen gewonnen. Sie entsprechen in ihrer Wirkung dem Chymotrypsin. Sie gelten ebenfalls als blutverdünnend, wundsäubernd, wundheilend und lösen verklumptes Blut auf.

Aderlass durch Blutegel

Der Blutegel (*Hirudo medicinalis officinalis*) wird schon seit Jahrtausenden in der Medizin zu therapeutischen Zwecken verwendet. Wie beim Aderlass wurde diese Behandlung aber in den letzten Jahrhunderten oft masslos übertrieben, was schliesslich Hauptursache für das Verschwinden dieser Therapieform war und fast zur Ausrottung des Blutegels in Mitteleuropa führte. Allerdings kommt seit einigen Jahren die Blutegel-Therapie zur Behandlung venöser Erkrankungen wieder in Mode.

Die günstige Wirkung der Blutegel-Therapie beruht auf dem Blutverlust durch das Saugen des Tieres und die anschliessende Nachblutung. Der Blutverlust von etwa 50 Milliliter pro Tier lässt sich mit einem langsamen Aderlass vergleichen, der zu einer leichten Verdünnung der festen Blutbestandteile führt. Denn der Blutverlust wird durch körpereigene Flüssigkeit ersetzt, was zu einer Verdünnung des Blutes führt. Dass das Blut besser fliessen kann, ist vor allem in den feinsten Kapillaren von Nutzen.

Zusätzlich gibt der Blutegel einen Stoff ab, das sogenannte Hirudin, der als einer der wirkungsvollsten Blutverdünner bekannt ist. Die Blutegel-Therapie lohnt sich in seltenen Fällen, wenn es lokale Stauungen gibt oder auch bei einer akuten Venenentzündung. Blutegel haben leider den Nachteil, hässliche vernarbende Bisswunden zu hinterlassen, die oftmals kosmetisch stärker stören als die Minischnitte einer Operation.

Vor der Entscheidung, sich mit Blutegeln behandeln zu lassen, sollte eine umfassende Beratung erfolgen. Da die Tiere nur zu diesem Zweck gezüchtet und nach Gebrauch getötet werden, stellen sich für viele Patienten ethische oder religiöse Fragen nach dem Sinn der Behandlung.

Blutegel sind nicht steril! Immer wieder kann es zu ausgedehnten Entzündungen der Haut kommen, im schlimmsten Fall mit Hautuntergang, so dass ein Geschwür entsteht.

Blutegel haben zudem den Nachteil, gefährliche virale Erkrankungen wie Hepatitis und Aids zu übertragen. Bei einer eventuellen Behandlung muss unbedingt sichergestellt sein, dass es sich um Zuchtegel handelt.

Magnetfeldtherapie

Die heilende Wirkung von Magnetfeldern ist seit vielen Jahrzehnten bekannt und bestens erforscht. Moderne Untersuchungen konnten die Anwendung von Magnetfeldern optimieren.

In der modernen Magnetfeldtherapie werden fast ausschliesslich pulsierende Magnetfelder eingesetzt, d.h. Magnetfelder mit ganz geringen Energien (nur ein Bruchteil der Energie des Magnetfeldes der Erde), die in ganz bestimmten Frequenzen ein- und ausgeschaltet werden.

Dieser feinstoffliche Reiz wirkt günstig auf den Zellstoffwechsel. Kalziumkanäle in der Zelle werden eröffnet und der Stoffwechsel einer Zelle dadurch optimiert. Offene Geschwüre am Bein heilen so rascher ab.

> *Durch die günstige Wirkung sowohl auf die Durchblutung der grossen Gefässe als auch der feinsten Kapillaren wird die Magnetfeldtherapie besonders bei schlecht heilenden Wunden und «offenen Beinen» eingesetzt.*

Ozontherapie

Ohne Sauerstoff kann der Mensch nur wenige Minuten überleben, denn Sauerstoff ist für den Stoffwechsel seiner Zellen lebensnotwendig. Indem er die Durchblutung fördert, belebt er das Gewebe. Ozon ist mit dem Sauerstoff sehr verwandt, es unterscheidet sich lediglich durch seinen chemischen Aufbau. Während Sauerstoff selbst aus zwei Sauerstoffmolekülen besteht, ist Ozon aus drei Molekülen aufgebaut. Ozon ist bekannt als starkes Oxidations-, Bleichungs- und Entkeimungsmittel.

> *Ozon wirkt durchblutungsfördernd, entzündungshemmend und verbessert auf Dauer die Stoffwechsellage.*

Ozon kann von aussen zur Begasung von Hautarealen wie z.B. schlecht heilenden, offenen Beingeschwüren eingesetzt werden. Es gibt die Möglichkeit, das Ozon in den körpereigenen Kreislauf zu geben. Ähnlich dem Dialyse-Verfahren wird dem Blut Sauerstoff beigemischt.

Ozon dient auch dazu, feinste Besenreiservenen zum Verschwinden zu bringen, indem es direkt in diese hineingespritzt wird.

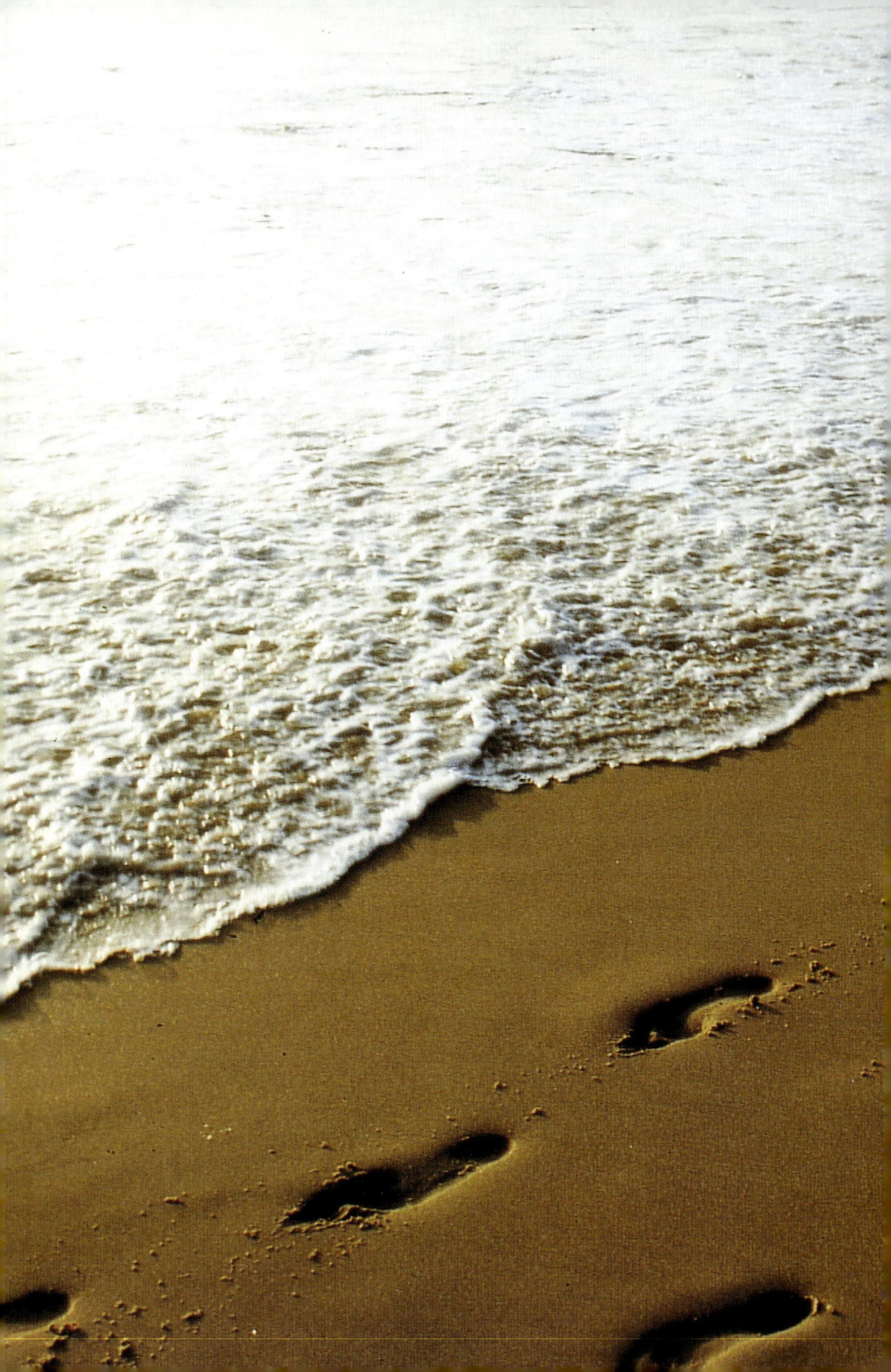

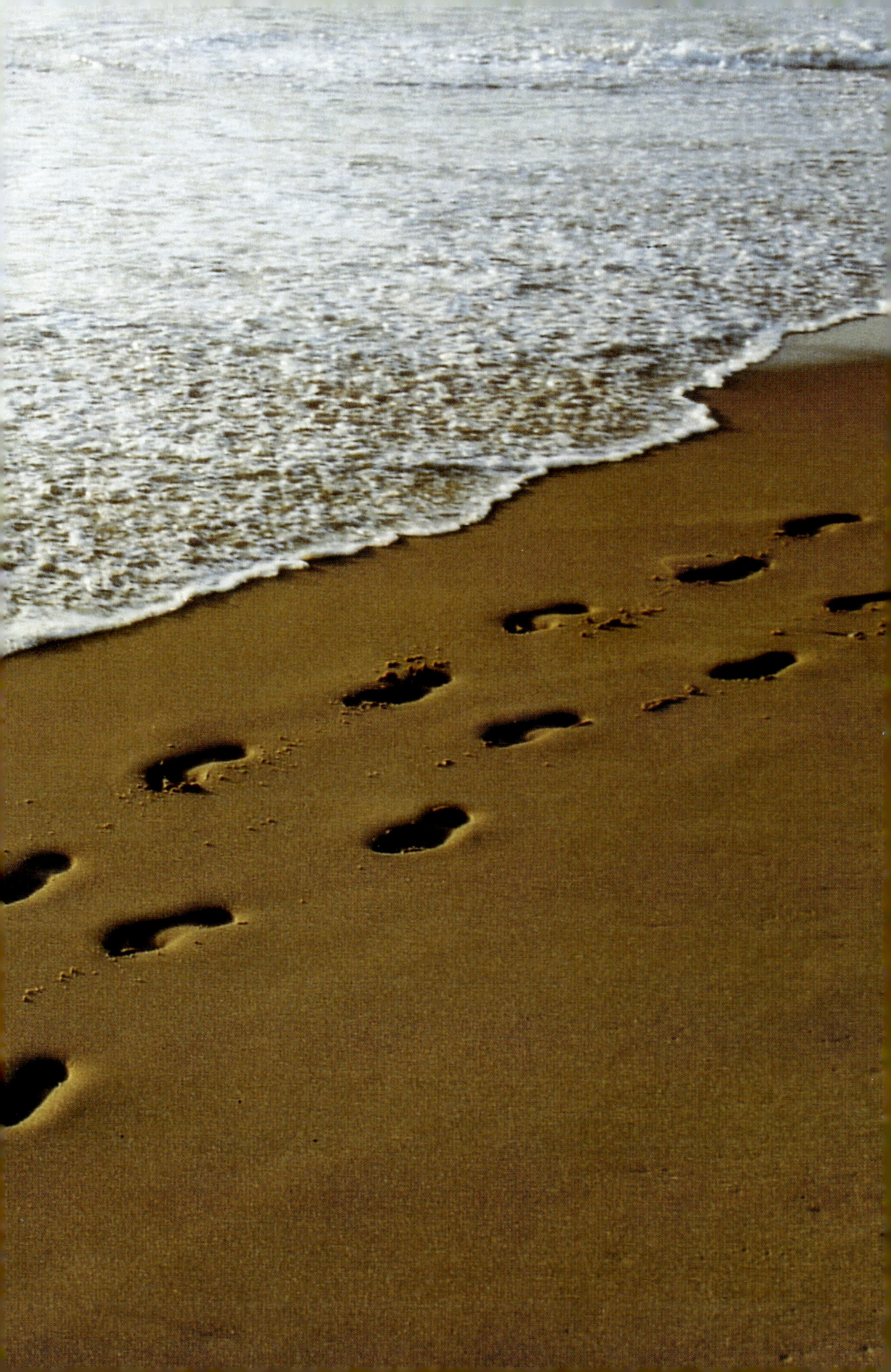

Wassertherapie nach Kneipp

Pfarrer Sebastian Kneipp (1821–1897), bekannt als «Wasserdoktor aus Wörishofen», setzte seine Wassertherapie für verschiedene Erkrankungen ein. Als Reiztherapie mit positiven Erfolgen werden die Kneipp'schen Wasseranwendungen heute auch wissenschaftlich anerkannt.

Anwendungen mit kühlem bis kaltem Wasser sind nicht nur für die Beinvenen ein belebendes Verfahren, sondern eine Wohltat für den gesamten Kreislauf. Vielleicht kostet es Sie zu Beginn etwas Überwindung, doch Sie werden diese Anwendungen bei regelmässigem Gebrauch bald nicht mehr missen wollen. Waschungen sind die mildesten Formen der Hydrotherapie. Regelmässig durchgeführt, bewirken sie eine Harmonisierung und stabilisieren den Wärmehaushalt.

Zum Anfang – Kaltwaschungen

Nehmen Sie einen Waschlappen (oder ein Handtuch aus Leinen) und tauchen ihn in den kalten Strahl des Wasserhahns oder der Dusche. Wringen Sie den Lappen so aus, dass er noch feucht ist, aber nicht mehr tropft. Nehmen Sie den Lappen in die rechte Hand und waschen Sie das rechte Bein, indem Sie an der Aussenseite des Fusses beginnen und bis zur Hüfte hochfahren. Fahren Sie an der Innenseite des rechten Beines wieder hinunter. Nehmen Sie den Lappen nun in die linke Hand und wiederholen die kalte Waschung, indem Sie an der linken Aussenseite des Beines beginnen und an der Innenseite des Fusses enden. Ziel der Waschung ist es, das Bein mit einem feinen kalten Flüssigkeitsfilm zu benetzen, der dann seine Reizwirkung entfalten kann.

Trocknen Sie sich auf keinen Fall ab, sondern schlüpfen sofort nach der Anwendung in eine weiche Baumwoll- oder Wollhose oder decken Sie sich warm zu. Nach wenigen Minuten wird sich ein angenehm wohliges Gefühl einstellen, und Sie werden staunen, wie leicht und fit sich Ihre Beine anfühlen.

Für Fortgeschrittene

Gehen Sie mit nackten Füssen durchs nasse Gras oder laufen barfuss durch frisch gefallenen Schnee bis sich ein Kälteschmerz zeigt. Wichtig ist, dass Sie immer mit warmen Füssen starten. Wenn Sie für guten Halt sorgen, können Sie auch in der Badewanne im Wasser laufen. Das Wasser wadenhoch halten und im Storchenschritt abwechselnd ein Bein anheben. Nach der Anwendung Wasser, Tau oder Schnee einfach abstreifen und sofort für die nötige Wiedererwärmung sorgen (Socken aus Naturfasern, ins Bett legen).

Der Kreislauf wird im ganzen Körper angeregt. Abschliessend giessen Sie die Füsse kalt ab und gönnen sich entweder 30 Minuten Bettruhe oder einen zügigen Fussmarsch. Regelmässigkeit ist wichtig für eine maximale Wirkung.

Das Wechselfussbad

Bei schlecht durchbluteten und kalten Füssen setzen Sie das Wechselfussbad ein. Füllen Sie etwa 36 Grad warmes Wasser in eine Fussbadewanne und kaltes Wasser in eine andere. Bleiben Sie 5 Minuten mit beiden Füssen im warmen Becken und wechseln dann für 10 bis 30 Sekunden ins kalte Wasser. Dann wieder 5 Minuten lang ins warme Wasser. Nicht abtrocknen, Socken aus Naturfasern anziehen, sich bewegen oder ins Bett legen.

Fussreflexzonenbad

Dieses Bad ist speziell für Beine mit ausgedehnten Krampfadern zu empfehlen. Es ist ein aufsteigendes Fussbad, bei welchem nur die Fusssohlen und die Zehen im Wasser sind. Dadurch entsteht keine Belastung der grösseren Gefässe. Die Dauer des Bades beträgt 20 Minuten. Wir beginnen mit einer Wassertemperatur von etwa 35 Grad und steigern unter Zufluss von heissem Wasser langsam auf 41 Grad. Achten Sie darauf, dass Sie kein hohes Fussgefäss verwenden, denn der Wasserpegel darf nicht steigen.

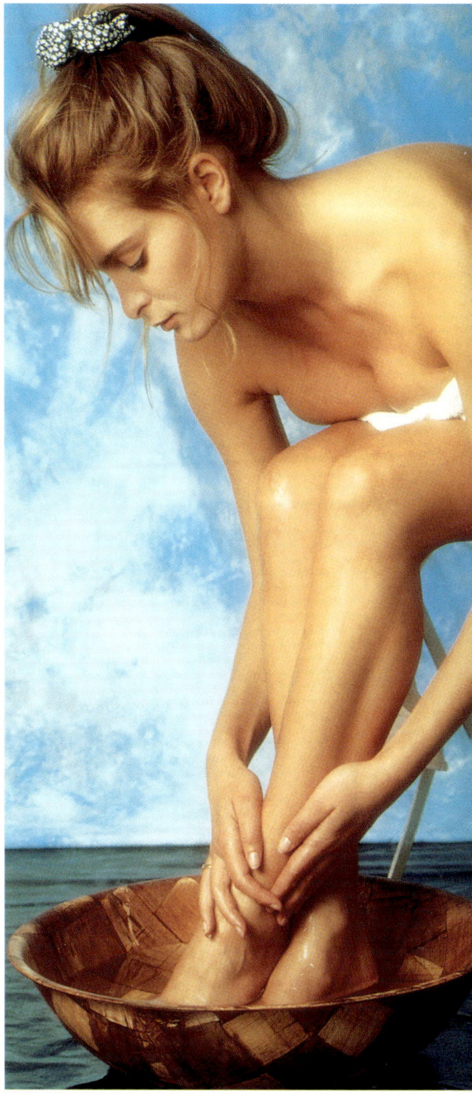

Der Knie- und Schenkelguss

Güsse sind die stärksten Anwendungen der Kneipp-Therapie und gelten als Krönung der natürlichen Beinpflege. Auch hier gilt: kalte Güsse nur am warmen Körper durchführen. Stellen Sie sich auf einen Holzrost, damit das Wasser unter Ihren Füssen ablaufen kann. Nach den Güssen sollten Sie sich nicht abtrocknen, sondern das Wasser nur abstreifen; danach die Füsse warm halten. Behandeln Sie ausschliesslich die Beine, bleiben Sie am Oberkörper angezogen. Nehmen Sie den Duschschlauch ohne Brausenaufsatz oder verwenden Sie den Original-Kneippeinsatz. Ein Wasserstrahl von 3 bis 5 Fingern Breite sorgt für einen optimalen Guss. Arbeiten Sie ruhig und atmen Sie bewusst.

Beim Knieguss beginnen Sie am rechten kleinen Zeh. Fahren Sie mit dem Schlauch zur Ferse und an der Wade hoch, bis handbreit übers Knie. Hier verharren Sie 5 bis 10 Sekunden. Über die Beininnenseite fahren Sie wieder nach unten. Als Abschluss die Fusssohlen begiessen.

Beim Schenkelguss wird der Schlauch hoch bis zum Gesäss und vorne über die Leiste nach unten geführt.

Durch diese beiden Güsse wird das Training der Gefässverengung und Gefässerweiterung durchgeführt und damit die Durchblutung aktiv gefördert.

Eine gute Durchblutung ist das A und O eines gesunden Beines.

Manuelle Lymphdrainage

Um zu verstehen, wie die manuelle Lymphdrainage wirkt, müssen wir die Zusammenhänge des Lymphsystems und seiner Flüssigkeit betrachten. Unter dem lymphatischen System versteht man alle Lymphbahnen, die lymphatischen Organe Milz, Thymus, den lymphatischen Rachenring mit Rachen-, Zungen- und Gaumenmandeln sowie die Lymphknoten und das lymphatische Gewebe des Darmes (u.a. die Peyer'schen Plaques des Dünndarmes). Die lymphatischen Organe weisen einen hohen Gehalt an retikulärem Bindegewebe und Lymphozyten auf. Ausser der Mitarbeit bei der Immunabwehr erfüllt das lymphatische System aber noch zwei weitere wichtige Aufgaben: Den Transport von Nahrungsfetten aus dem Darm und die Drainage von Flüssigkeit aus dem Zwischengewebe ins venöse System.

Im Körper werden täglich etwa zwei Liter Lymphe gebildet. Die Lymphe wird von den Lymphkapillaren aufgenommen, die überall im Körper blind beginnen. Sie verlaufen fast parallel zu den venösen Gefässen und vereinigen sich zu den grösseren Lymphbahnen. Diese Bahnen stellen nebst dem venösen System ein zweites Abflusssystem dar, durch das Zwischengewebsflüssigkeit wieder in den Blut-

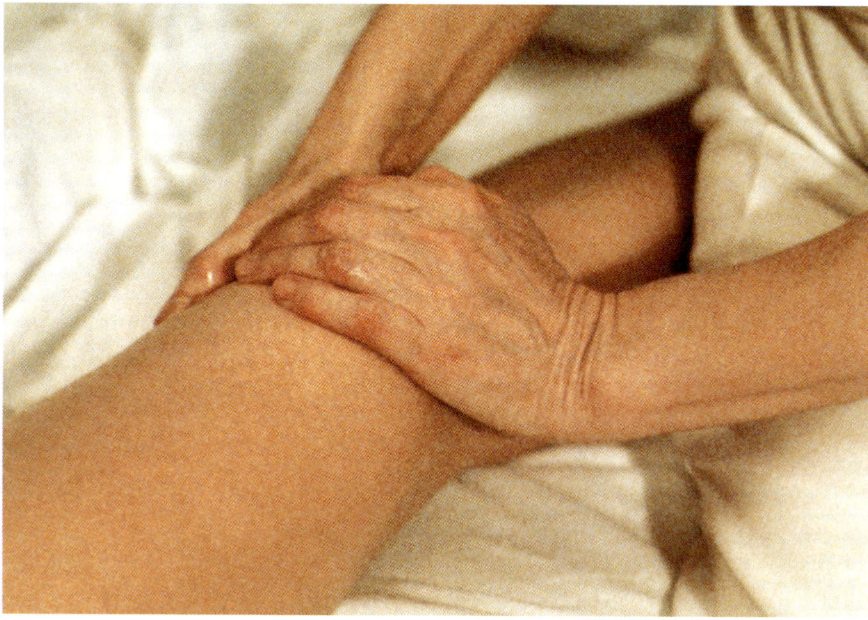

strom zurückgeleitet wird. Da dies viel langsamer geschieht und die Lymphe lange in den Bahnen verbleibt, hat der Körper Zeit, einen Teil der Flüssigkeit gründlich von Fremdstoffen und infektiösen Erregern zu reinigen. Die Hauptarbeit wird in den Lymphknoten geleistet. Nach der Passage dieser Knoten sammelt sich die Lymphe in den Lymphbahnen.

Bei einer manuellen Lymphdrainage werden mittels einer sanften Massage der Lymphbahnen die Aktivitäten der Flüssigkeiten angeregt. Die Grifftechnik zeichnet sich durch Grossflächigkeit aus, bei der das Gewebe nie über seine eigene Elastizität hinaus verformt wird. Es gibt die Schub- und die Entspannungsphase, wobei die Schubphase immer in Richtung Abfluss der

Eine therapeutische Lymphdrainage muss stets ärztlich verordnet und von geschulten Händen durchgeführt werden.

Lymphflüssigkeit geht. Eine gute Kenntnis der Anatomie ist Voraussetzung für eine Lymphmassage, und die Namen Vodder und Foldi zeugen von guten Ausbildungsstätten. Zur Ausbildung bei der Lymphdrainage gehört auch das richtige Bandagieren. Bei ödematösen Beinen kann eine Begleittherapie mit Lymphdrainagen ein ausgezeichnetes Resultat bringen. Auch als Abschlussbehandlung nach operativen Eingriffen, nach Verödungen oder Miniphlebektomien hat sich eine solche Therapie schon bestens bewährt. Hierbei achte man auf die Empfehlung des Arztes, welcher die Beine behandelt hat.

Gymnastik für die Venen

In den Venen und Venolen, den kleineren Venen, befinden sich etwa 80 Prozent des Blutes, das zum Herzen zurückbefördert werden muss. Wegen dieses Blutreservoirs nennt man die Venen auch Kapazitätsgefässe. Dass sich diese Kapazitäten auch verschieben können, erleben wir bei der Ohnmacht eines Patienten. Durch das Hochlagern der Beine helfen wir nach, die Kapazitäten des Blutes aus den Beinen in den Kopfbereich zu bringen. Nicht nur durch die Schwerkraft bedingt hat man das meiste Blut in den Beinen, sondern auch weil viele Venenklappen nicht mehr ganz dicht schliessen.

Im Grunde genommen hat uns die Natur zwei Möglichkeiten gegeben, die Pumpwirkung Richtung Herz zu aktivieren. Erstens die Arterienpumpe. Eine Arterie liegt meist zwischen zwei Venen und durch den regelmässigen Schlag des Herzens wird ein leichter Druck auf die Venen ausgeübt, das Blut sanft in Richtung Herz getrieben. Zweitens die Muskelpumpe. Vor allem die Bewegungen aus dem Fussgelenk heraus aktivieren in besonderem Masse die Muskeln, welche gegen die Venen drücken und das Blut nach oben pressen. Je mehr man sich aus dem Fussbereich heraus bewegt, umso besser gelingt es, das Blut zum Herzen zurückzubringen. Damit erklärt sich die enorme Wichtigkeit, immer in Bewegung zu sein oder eben genügend Ausgleichssport zu betreiben, wenn der Beruf langes Stehen oder Sitzen abverlangt. Auch nach einer Operation der Beine heisst der Grundsatz: laufen oder liegen, aber nicht stehen oder sitzen.

Bevor Sie am Morgen aufstehen, versuchen Sie Ihren Kreislauf in Schuss zu bringen. Strecken Sie ein Bein unter der Decke hervor, und kreisen mit dem Fuss mehrmals rechts herum und dann links herum. Langsam wieder absetzen. Dasselbe machen Sie mit dem anderen Bein.

Nehmen Sie das Bein etwas höher, und winken Sie mit dem Fuss 3- bis

> *Einige einfache Gymnastikübungen erhalten Sie als Anregung. Es spielt gar nicht eine so grosse Rolle, in welcher Art Sie die Füsse bewegen. Wichtig ist die Pumpbewegung von unten nach oben.*

5-mal. Dasselbe mit dem anderen Bein. Langsam senken, und Sie werden den Drang verspüren aufzustehen.

Wenn Sie sich vornehmen, ein kleines Turnprogramm zusammenzustellen, dann beginnen Sie mit einer Einwärmrunde. Nehmen Sie Kontakt zu Ihren Füssen auf, indem Sie sie abwechslungsweise warm massieren. Reiben Sie den ganzen Fuss, und kneten ihn sanft. Nehmen Sie jeden einzelnen Zeh in die Finger und dehnen ihn leicht mit etwas Zug nach aussen. Halten Sie dabei das unterste Gelenkchen als Stütze fest. Schauen Sie Ihren Fuss gut an, und fühlen Sie wie er sich erwärmt. Dadurch stellen Sie auch leichter und vor allem früh genug eine Veränderung fest, welche auf ein beginnendes Venenleiden zurückzuführen sein könnte.

Denken Sie daran: Machen Sie alle Übungen nur so lange, wie Sie keinen Schmerz verspüren. Beginnen Sie langsam und steigern kontinuierlich. Machen Sie lieber regelmässig einige wenige Übungen, als dass Sie die Freude verlieren und aufgeben.

Übungen im Sitzen

- Stellen Sie beide Beine waagrecht nebeneinander. Mit dem rechten Fuss gehen Sie auf die Spitze und zurück auf den Fuss. 10-mal. Dasselbe mit dem linken Fuss **(Bild A)**. Die Übung kann man auch stehend machen.
- Halten Sie sich an den Armlehnen oder der Stuhlkante fest und stellen gleichzeitig beide Füsse auf die Zehen **(Bild B)** und anschliessend auf die Fersen **(Bild C)**. 10-mal.

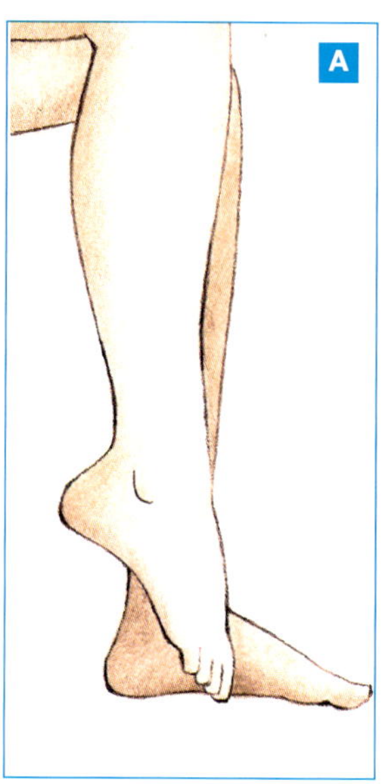

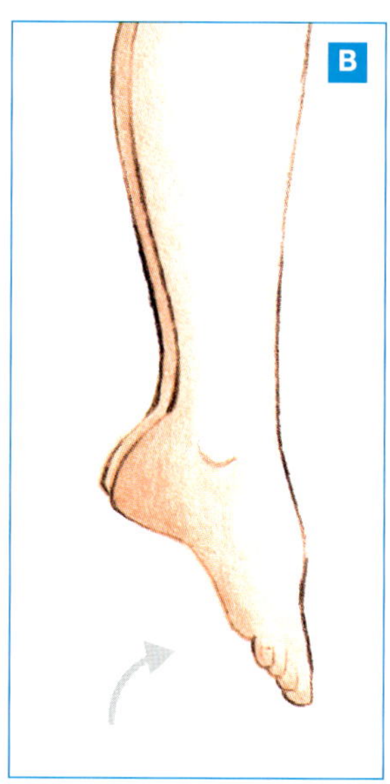

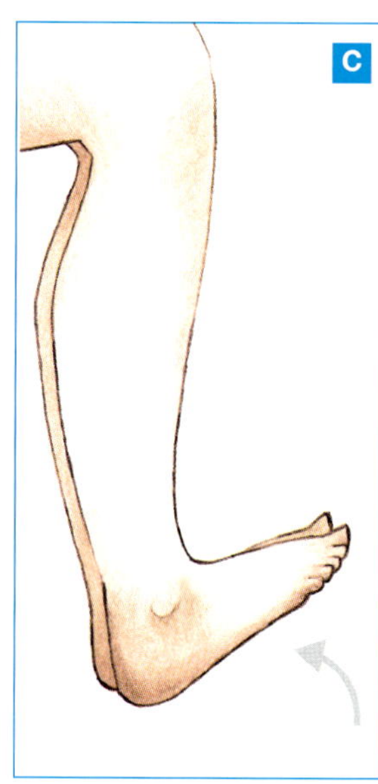

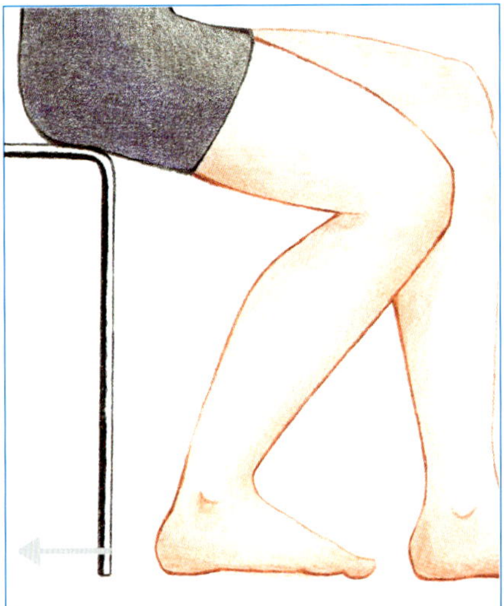

D

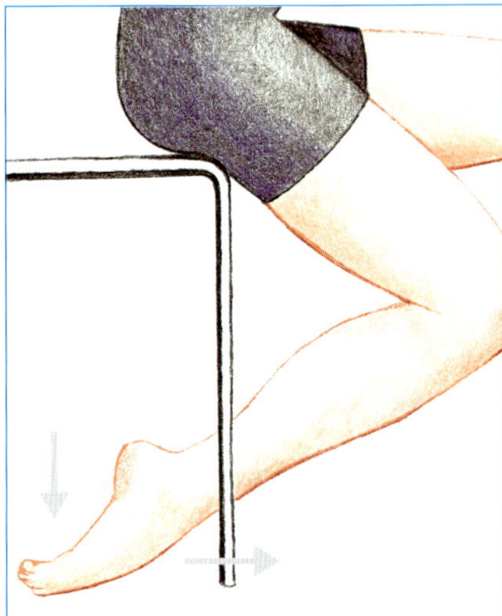

E

- Formen Sie mit den Füssen zuerst ein «A», dann ein «V». Machen Sie diesen Wechsel 10- bis 15-mal.
- Setzen Sie sich gerade auf die vordere Stuhlfläche, Füsse parallel nebeneinander. Fahren Sie mit dem rechten Fuss fest unter dem Stuhl am Boden entlang. Der linke Fuss bleibt am Ort. Wenn Sie eine leichte Spannung verspüren, überkippen Sie sanft den Fuss auf die Zehen und ziehen den Fuss langsam wieder nach vorne, bis Sie erneut parallel zum linken Fuss stehen. **(Bilder D und E)** Dann wiederholen Sie dasselbe mit dem linken Fuss. Langsam und bewusst 5- bis 10-mal.
- Lockern Sie nun den Fuss, indem Sie mit beiden Händen den Knöchel umfassen und den Fuss locker schütteln.
- Stellen Sie beide Füsse parallel. Krallen Sie alle zehn Zehen nach innen, kurz anhalten und wieder lösen. 10- bis 15-mal.

Übungen im Stehen

- Beide Fersen geschlossen am Boden halten, über die rechte Seite zum Spitzenstand und über die linke Seite wieder zum Bodenkontakt wedeln. Diese Übung erinnert an die Skivorbereitung zum Wedeln.
- Machen Sie den Storchengang wie beim Kneipp'schen Wassertreten, nur einfach auf dem Trockenen. Heben Sie zuerst das rechte Bein bis zum rechten Winkel an. Der Fuss zeigt mit den Zehen nach unten. Beim Absetzen stossen Sie mit den Fersen voraus auf den Boden zu und wechseln dann auf den linken Fuss. 10- bis 20-mal. Mit den Armen pendeln

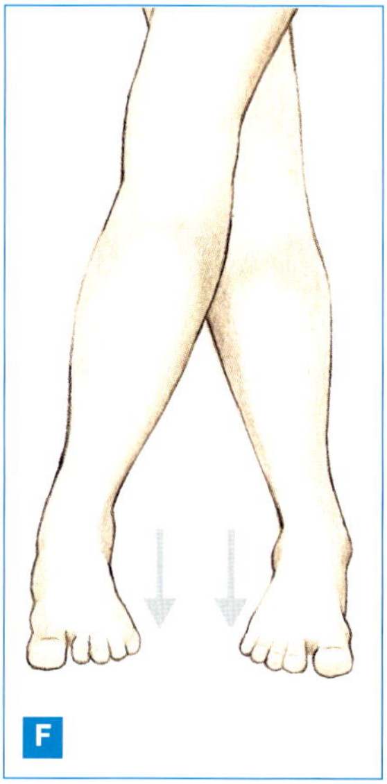

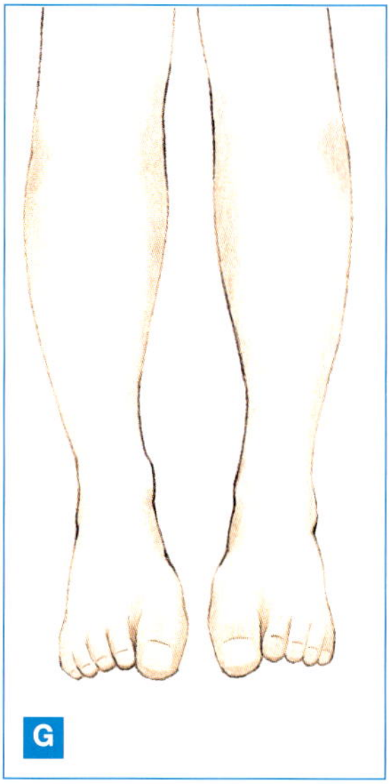

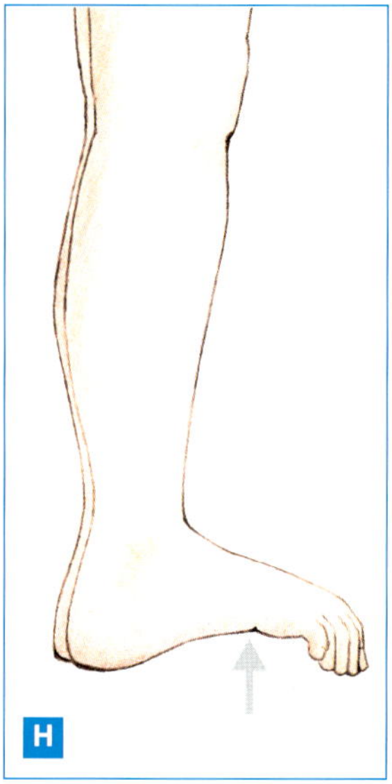

Sie leicht vor und zurück, der ganze Körper federt in leichtem Rhythmus.

- Kreuzen Sie die Beine über dem Schienbein und geben von vorne Druck auf das hintere Bein. Dann stellen Sie sich mit gekreuzten Beinen auf die Zehen und wippen leicht nach. Diese Übung trainiert den Muskel des Längsgewölbes. **(Bild F)** Mehrmals wiederholen.
- Eine leichte Beckenbodenübung zugleich machen Sie, wenn Sie das Gesäss leicht anspannen und die Innenkante der Füsse aufziehen. Dabei bleiben die Zehen am Boden. (Sie erwecken den Eindruck, als müssten Sie dringend zur Toilette.) **(Bild G)** Entspannen, indem Sie in die Ausgangshaltung zurückgehen. Mehrmals wiederholen.
- Krallen Sie die Zehen stark zusammen. Der Mittelfuss hebt sich vom Boden ab; Sie könnten einen Bleistift hindurch ziehen. In dieser Haltung einige Sekunden verharren. Diese Übung stärkt die Zehenmuskeln und Bänder und hebt das Quergewölbe. **(Bild H)**
- Krümmen Sie die Zehen und machen Sie so einige Schritte. Zehen und Fersen bleiben auf dem Boden, aber die Fussmitte hebt sich ab. **(Bild H)** Dann stellen Sie sich mit beiden Füssen auf die Aussenkanten und laufen ebenfalls einige Schritte.

Um alle Muskeln zu entspannen, schütteln Sie beide Beine locker aus. Achten Sie auf genügend Magnesium (am besten in einer Kalziummischung), und steigern die Anzahl der Übungen langsam, damit Sie keine Krämpfe bekommen.

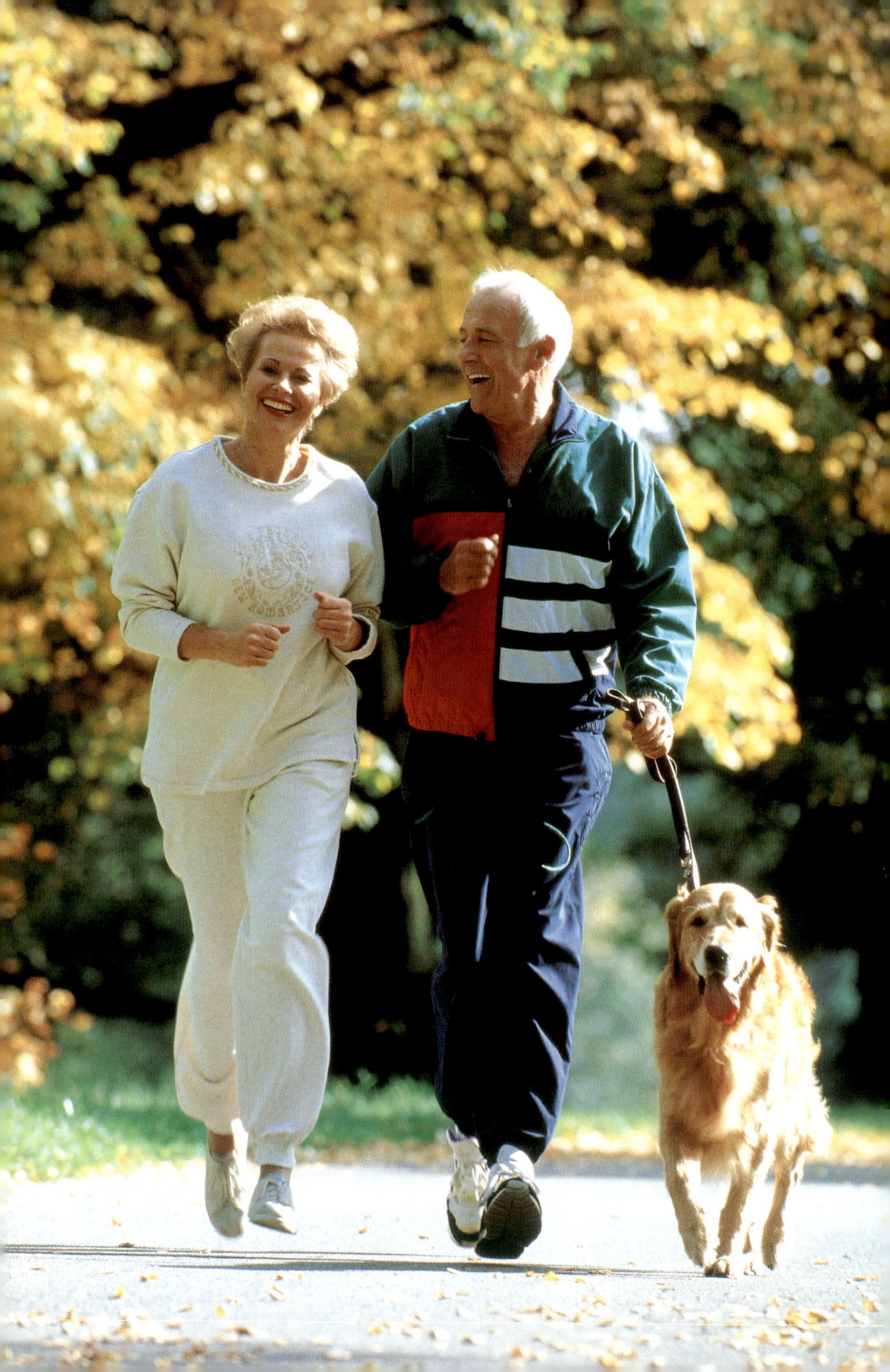

Walking für die Venen

Der englische Ausdruck für das «Gehen» zeigt uns schon an, dass es ein Venensport ist, der im Trend liegt. In den USA ist diese Form des Ganzkörpertrainings schon zu einer Massenbewegung geworden. Viele, die in Form sein wollen, bevölkern schon in den frühen Morgenstunden die Parks und Nebenstrassen.

Zunächst sei gesagt, dass Walking nichts mit der Sportart Gehen zu tun hat. Diese sehen wir ab und zu im Fernsehen als olympische Disziplin, und sie belastet in grossem Masse die Bandscheibe und die Hüfte. Genauso wenig hat «walken» mit einem Spaziergang oder Bergwandern zu tun.

Walking ist ein schnelles Gehen. Denken Sie an einen Zug den Sie erwischen müssen. Sie beeilen sich, ohne zu rennen. In zügigen Schritten behalten Sie immer Bodenkontakt. Sie wenden keine Sprünge an wie z.B. beim Joggen. Diese Sportart bringt den Nachteil mit sich, dass Sie die Gelenke, vor allem Fuss- und Kniegelenke, stark belastet. Beim Walken bleiben wir sozusagen auch in der sportlichen Betätigung auf dem Boden.

Beim Walken braucht man weder Hilfsmittel noch eine teure Ausstattung noch ein Sportzentrum. Man braucht nicht viel Zeit und wird ohne Stress fit. Dadurch, dass man sich bei jedem Wetter an der frischen Luft bewegt, wird der Körper mit Sauerstoff versorgt, der Stoffwechsel und die Fettverbrennung angeregt und das Immunsystem gestärkt. Man kräftigt das Herz-/Kreislaufsystem, beugt der Arthrose vor, strafft Gesäss und Beine – und steigert durch die sportliche Tätigkeit das Selbstwertgefühl.

Walken hat viele Vorteile!

Am schönsten ist das Walken in der freien Natur. Man hat Zeit, die Umwelt wahrzunehmen. Ein Waldrand, Wiesenwege oder Parkanlagen bieten sich ebenfalls an. Achten Sie darauf, dass Sie nicht zu viel auf Asphalt und nicht neben stark befahrenen Strassen gehen müssen.

Haben Sie keine Möglichkeit, ins Freie zu gehen, dann walken Sie doch einmal in der Wohnung. Es wird gar nicht so viel Platz benötigt! Das richtige Gehen können Sie bei geöffnetem Fenster auf ganz kleinem Raum fast am Ort üben. Am besten tun Sie das mit einer Musik, welche Ihnen einen leichten Rhythmus vorgibt. Versuchen

Sie, regelmässig zu trainieren. Lieber mässig, aber regelmässig – das ist sehr wichtig. Nach einer längeren Pause stellt man fest, dass die antrainierte Beweglichkeit und Kondition rasch weg sind.

Fast jede Gemeinde bietet heute eine Walking-Gruppe an. In der Schweiz werden diese Gruppen als «Allez Hop!» national gefördert. Der Schweizerische Olympische Verband (SOV) und die Krankenversicherer Wincare, Helvetia und Konkordia lancieren diese Aktion zusammen mit den Sportverbänden. «Allez Hop» ist seit 1998 ein fester Bestandteil der Gesundheitsförderung im STV (Schweizerischer Turnverband).

Wer darf walken?

Im Grunde genommen jeder. Auch das Alter spielt keine Rolle. Für Kinder und Jugendliche ist es eine gute Möglichkeit, sich vom Stillsitzen in der Schule zu erholen, für ältere Menschen ist es hervorragend geeignet, weil das Tempo selbst gewählt werden kann und die Verletzungsgefahren weit geringer sind als bei anderen Sportarten. Menschen weit fortgeschrittenen Alters sollten sich von einem Arzt beraten lassen und sich zu Beginn einer Gruppe anschliessen, damit das Tempo und die richtige Atmung kontrolliert werden. Sie sollten dann langsam beginnen und das Training auch nur langsam steigern. Personen, die an Herzleiden litten oder leiden oder einen Schlaganfall hatten, sollten zuerst den Arzt fragen. Bei starkem Diabetes und chronischem Bluthochdruck ist ärztliche Überwachung angezeigt.

Oft ist diese Sportart, die so sanft wirkt und die man an der frischen Luft betreiben kann, durchaus auch für kranke Menschen gut. Unterschätzen Sie die Stärke Ihrer Selbstheilungskräfte nicht. Durch die richtige, tiefe Atmung hat diese Bewegungstherapie wesentlich mehr Gesundheitswert als nur fit zu machen.

Beachten Sie das Aufwärmen und das Schlussdehnen, um unangenehmen Muskelkater zu umgehen.

Walk-Technik in Kürze:
Achten Sie darauf, den Fuss betont abzurollen, indem Sie Druck auf die Fusssohlen ausüben. Der Fuss setzt mit der Ferse auf, rollt über den äusseren Sohlenrand und schliesslich über den Vorderfuss ab. Der Gang ist aufrecht mit entspannten Schultern. Die leicht angewinkelten Arme schwingen im Takt des Gehtempos, sind aber entspannt. Das Gehtempo bestimmen Sie selbst. Ziel ist es, in einer Stunde 7 bis 9 Kilometer zu laufen.

Aquajogging

Das Bewegungstraining im Wasser fördert die Ausdauer, Kraft, Beweglichkeit und Koordination. Eine Trainingseinheit besteht optimalerweise aus 10 bis 20 Minuten Wassergymnastik und weiteren 20 bis 30 Minuten Wasser-Jogging. Angeboten werden diese Kurse fast in jedem Hallenbad, wo auch die Auftriebswesten, die Schaumstoffgürtel und speziellen Hanteln zur Verfügung stehen.

Die Vorteile des Aquajoggings

Der Körper wird leichter; Wirbelsäule und Gelenke werden im Wasser entlastet. Aquajogging eignet sich auch für Übergewichtige, völlig Unsportliche, für Schwangere, Senioren, verletzte Athleten und für Personen mit Gelenk- und Rückenbeschwerden. Die Fettverbrennung wird stark aktiviert (1000 Kalorien pro Stunde). Die Durch-

Im Wasser werden die Gelenke entlastet und alle Übungen fallen leichter.

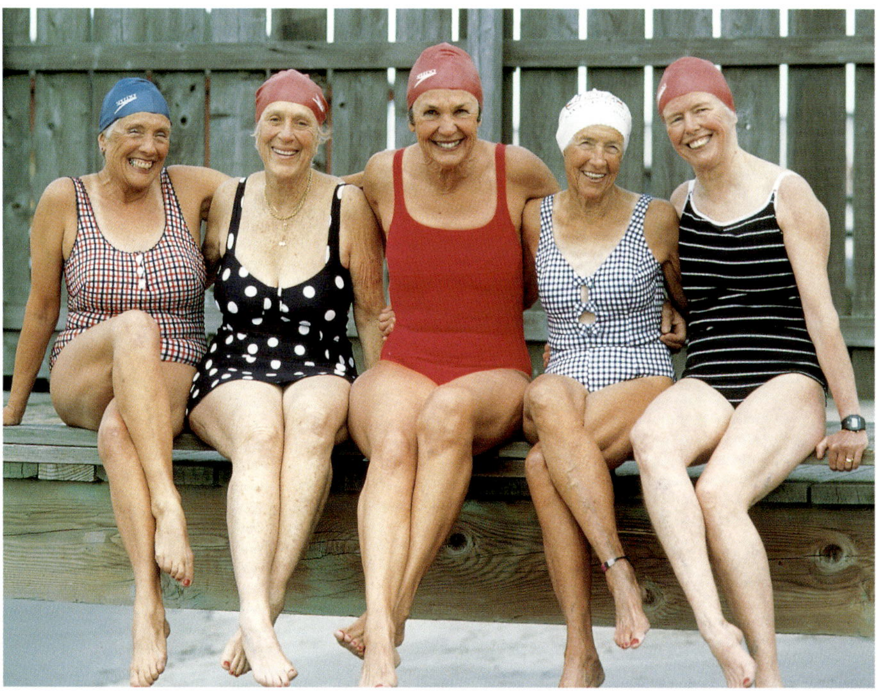

blutung wird durch den hydrostatischen Druck im Wasser verbessert. Das Wohlbefinden und die Körperwahrnehmung werden im Wasser spürbar gesteigert, was auch ein besseres psychisches Wohlbefinden bewirkt.

Die Wärme des Wassers, welche normalerweise die Venen erweitern würde, spielt insofern eine untergeordnete Rolle, als Sie mit den Füssen in Bewegung sind und durch das ständige Aktivieren der Muskelpumpe für einen guten Rückstrom des Blutes sorgen.

Wenn Sie aus dem Wasser kommen, empfiehlt es sich, kalte Güsse unter der Dusche zu machen, damit sich die Venen wieder zusammenziehen. Gönnen Sie sich eine kleine Ruhepause mit hochgelagerten Beinen, bevor Sie in den Alltag zurückkehren.

Sauna und Solarium

Auch mit Venenleiden stellt sich die Frage nach der Dringlichkeit des Bedürfnisses. Wer Saunagänger ist und aus Überzeugung sein Immunsystem durch diese Wechselbäder von heiss und kalt stärkt, der braucht auch nicht darauf zu verzichten, wenn er erkrankte Venen hat. Mit einigen wichtigen Punkten sollte man sich jedoch auseinander setzen.

Nach einer Verödung oder einer Venenoperation unterlassen Sie bitte für etwa zwei Monate die Saunagänge, wenn Sie einen optimalen Erfolg sehen möchten. Dies gilt auch für Sonnenbaden oder Solarienbesuche. Die unnötige Erwärmung der Beine stellt ein Risiko für das Gelingen einer Venenbehandlung dar. Freude am Saunen können Sie behalten, wenn Sie einige Regeln beachten: keine zu langen Saunagänge; Beine auf gleiche Höhe wie den Körper legen; gründlich kalt abduschen; gönnen Sie sich kalte Kneipp-Güsse mit dem Schlauch; legen Sie beim Ruhen die Beine hoch, eventuell in ein kaltes, nasses Frottéetuch eingewickelt.

Der Besuch im Solarium

Besser als ein ganzer Tag an der Sonne ist ein kurzer Solariumbesuch, wenn Sie nicht auf braune Beine verzichten können. Durch das Solarium erwärmen und erweitern sich allerdings die Venen. Schrecken Sie die Beine nach dem Besuch auf der Sonnenbank mit einer kalten Beindusche ab und laufen dann eine Runde.

Bekleidung und Schuhe

Ein nicht zu übersehender Punkt in der Venenprävention stellt auch die Bekleidung und das Benutzen von richtigem Schuhwerk dar. Beengende Kleidung zum Beispiel fördert einen Blutstau.

- Tragen Sie keine engen Sachen, die im Becken- oder Hüftbereich einschnüren.
- Vermeiden Sie Hitzestaus durch lockere, atmungsaktive Materialien.
- Tragen Sie Schuhe mit elastischen Sohlen, bei denen der Fuss richtig abrollen kann.
- Ziehen Sie Stöckelschuhe nur in Ausnahmefällen an und tragen Sie sie nicht über zu lange Zeit.
- Wechseln Sie mehrmals am Tag die Schuhe, damit Sie die Beinmuskulatur unterschiedlich belasten: z.B. normale Tagesschuhe, dann Hausschuhe und vielleicht noch Turnschuhe.

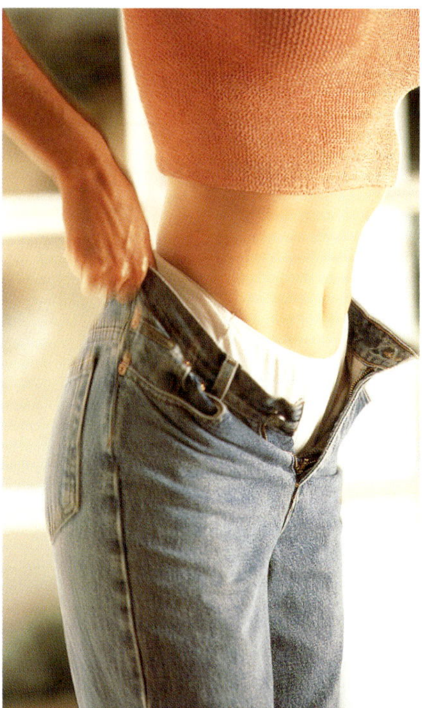

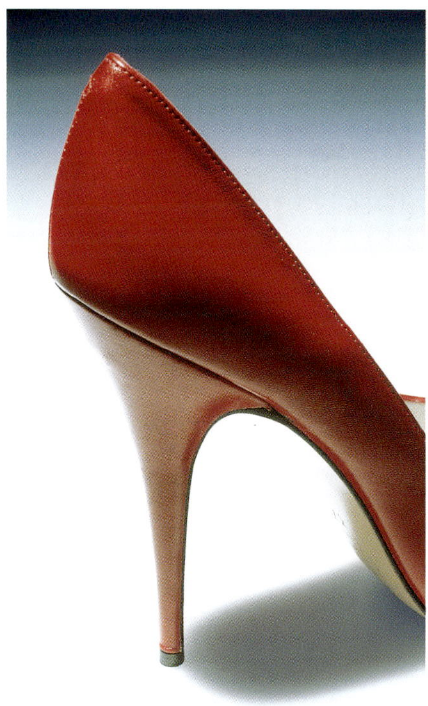

Atemtraining

Nicht nur über die Bewegung, sondern auch über eine tiefe und konzentrierte Atmung lässt sich der venöse Rückstrom aus den Beinen beeinflussen. Kombinieren Sie das richtige, tiefe Atmen auch mit dem Hochlagern der Beine. Diese Entstauungsübung wird oft mit Faulenzen oder Unhöflichkeit in Verbindung gebracht, aber betrachten Sie das Hochlegen der Beine als ärztliche Verordnung, und achten Sie darauf, dass die Leistenvene nicht eingeschnürt ist. Beim richtigen Hochlagern sollte der grosse Zeh auf gleicher Höhe wie das Herz sein.

Mit richtigem und bewusstem Atmen entlasten Sie Ihre Venen. Nutzen Sie die Atemtechnik zum Wohle Ihrer Venen. Einige ganz einfache aber sehr effektive Anregungen sind:

Beim Einatmen entsteht im Brustraum ein Unterdruck, der das Blut aus den Beinen regelrecht ansaugt, einen tiefen Atemzug vorausgesetzt.

Beim richtigen Ausatmen, d.h. unter Einbezug der Bauch- und Flankenmuskulatur, erhöht sich der Druck auf die Bauchraumgefässe und beschleunigt den Rückfluss zum Herzen.

Atmen Sie langsam durch die Nase ein, so tief es geht. Atmen Sie dann kräftig unter Anspannung Ihrer Bauchdeckenmuskulatur aus. Stellen Sie sich vor, Sie wollten einen Wattebausch mit der ausgeatmeten Luft weit in die Höhe pusten. Vermeiden Sie aber zu pressen, und wiederholen Sie diese Übung tagsüber immer wieder.

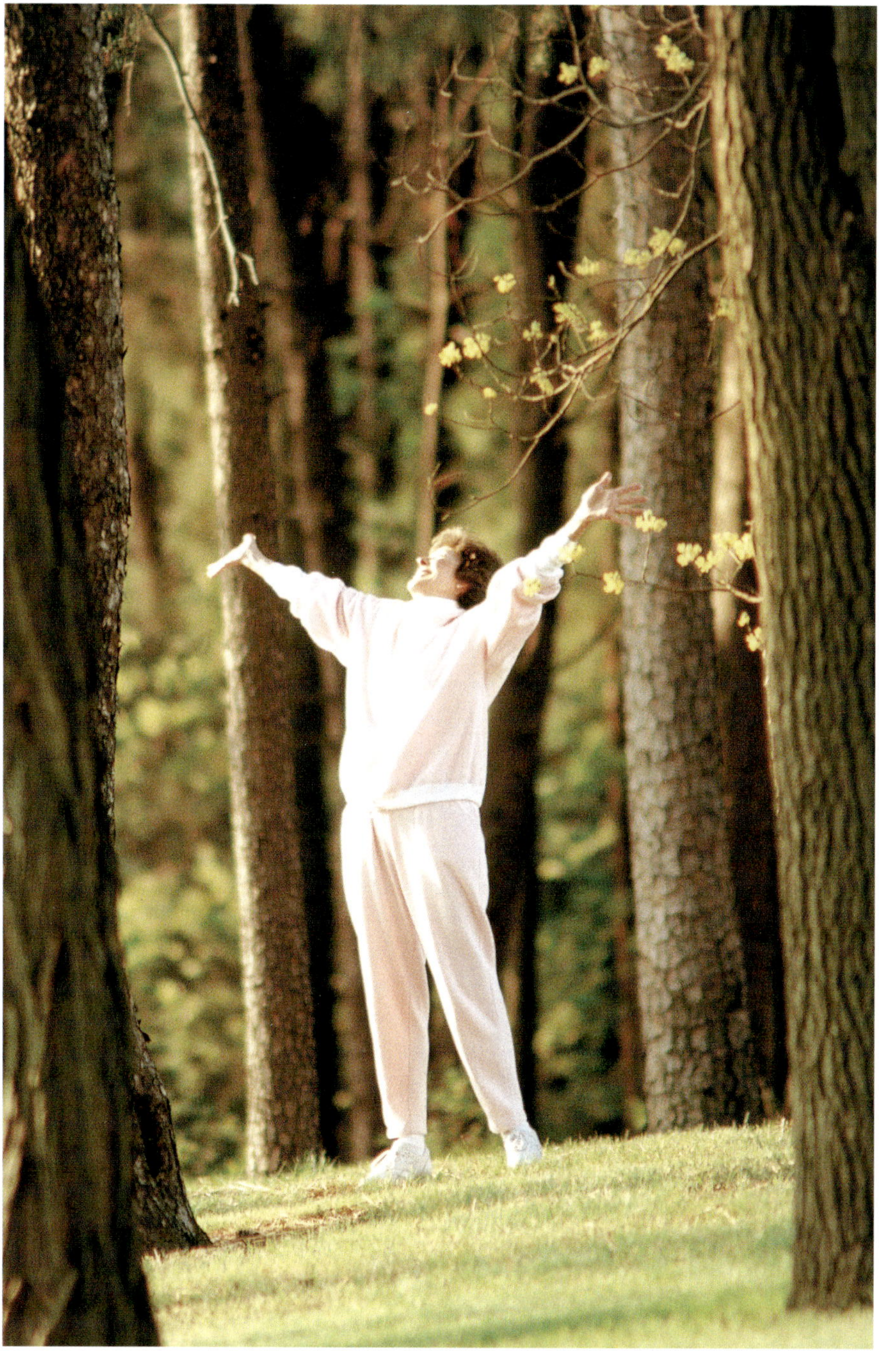

Die richtige Ernährung – was hat sie mit den Beinen zu tun?

Man darf nicht einfach behaupten, dass alle übergewichtigen Leute venenkrank werden müssen. In vielen Untersuchungen hat sich gezeigt, dass stark übergewichtige Personen sehr gute Venenwerte zu verzeichnen hatten. Wenn keine erbliche Vorbelastung vorhanden ist und keine Mangelernährung vorliegt, können solche Menschen durchaus gesunde Venen haben. Es steht aber fest, dass jedes Kilo zuviel eine Belastung für den Kreislauf und damit auch für die Beine und speziell für die Venen ist.

Ein weiterer, oft unterschätzter Faktor ist die Obstipation, die Verstopfung. Die beiden grossen Hauptvenen treffen sich im Bauchraum und werden dort zum Teil von einem stets vollen Darm, der den natürlichen Rückfluss einengt, massiv bedrängt. Übergewicht

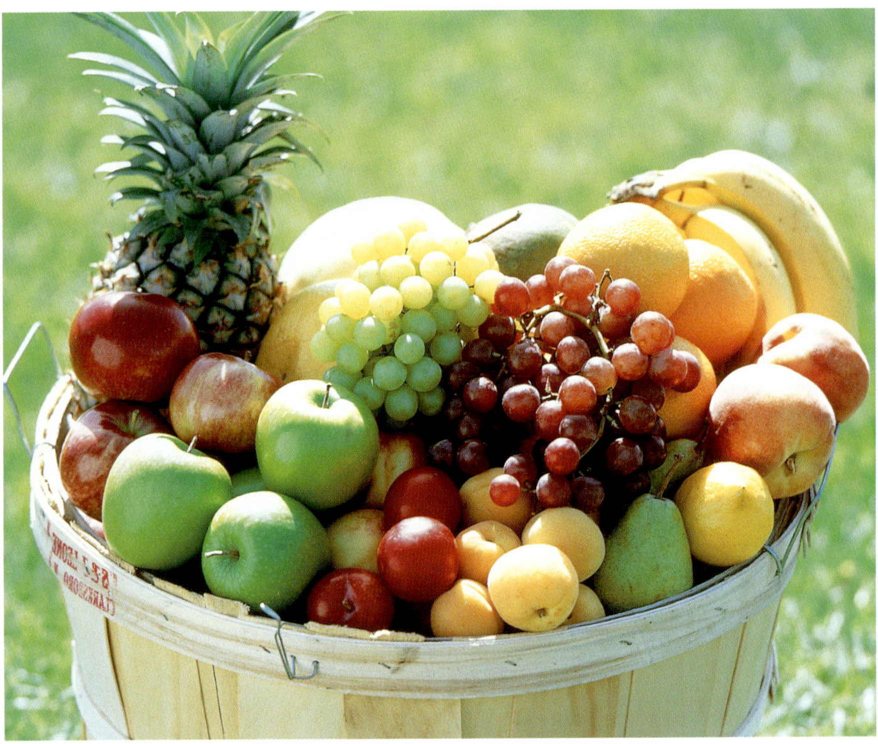

und Verstopfung behindern so den Abfluss des Blutes aus den Beinen. Die Bildung von Krampfadern ist dann nur noch eine Frage der Zeit.

Das Ziel einer ausgewogenen Ernährung muss sein, den Körper mit den nötigen Vitaminen und Mineralien zu versorgen. Dabei sollte das Essen abwechslungsreich sein und uns Freude bereiten. Eine ausgewogene Ernährung besteht aus drei Mischkostmahlzeiten am Tag, ohne dass wir dazwischen ein Hungergefühl verspüren oder mit Naschereien die Essenszeiten überbrücken müssten. Entscheiden wir uns für fünf kleinere Mahlzeiten statt für drei Hauptmahlzeiten am Tag, darf die Kalorienzahl nicht höher berechnet sein und auch die Zwischenmahlzeiten sollten frisch und möglichst vollwertig sein. Falls jemand unsicher ist, ob er zuviel oder zuwenig isst, kann er sich eine Tageskalorienzahl berechnen lassen. Das macht der Hausarzt, der Ernährungsberater oder Fachleute in Fitnessclubs.

Die ideale Mischkost besteht aus Kohlenhydraten, Fetten und Eiweiss.

Trinken Sie genügend Quell- bzw. natriumarmes Mineralwasser.

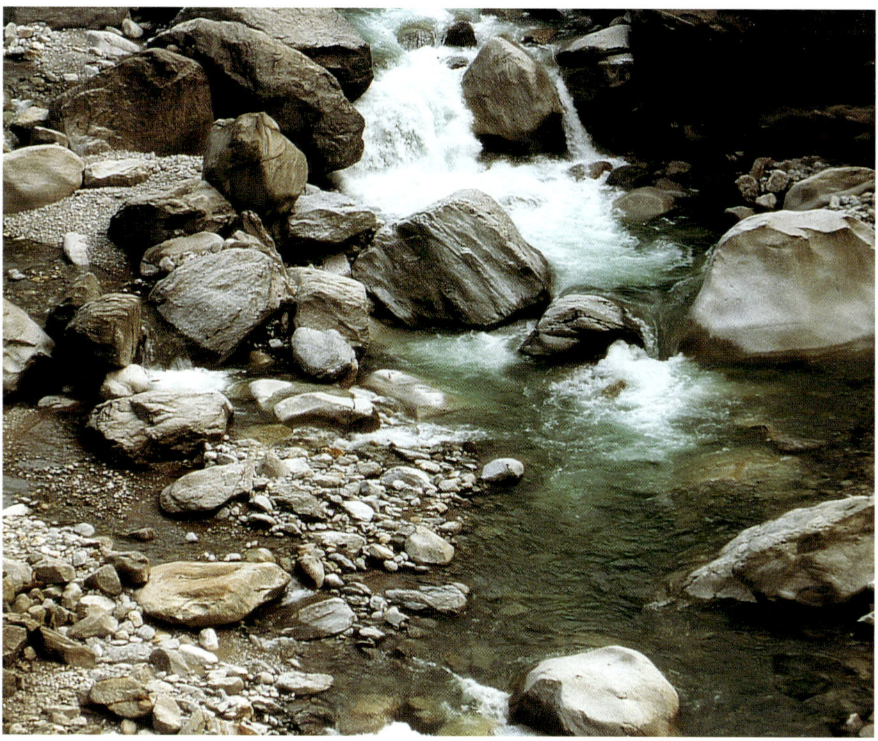

Hauptbestandteil jeder Mahlzeit sollten Kohlenhydrate sein. Sie sind das Benzin für unseren Lebensmotor. Vor allem, wenn wir auf vollwertige Getreide und unraffinierte Mehle achten. Diese Kohlenhydrate sollten 60 Prozent einer Mahlzeit ausmachen und können aus Kartoffeln, Mais, Getreide, Reis, Teigwaren, Gemüse, Obst etc. bestehen. Bevorzugen Sie Vollkornprodukte, Gemüse und Obst, denn sie versorgen den Körper mit Vitaminen und Ballaststoffen und fördern eine ausreichende Darmtätigkeit.

Vergessen Sie dabei die ausreichende Zufuhr von Flüssigkeit nicht. Besonders ältere Menschen trinken sehr oft zu wenig, weil das natürliche Durstgefühl nachlässt. Anderthalb bis zwei Liter energiefreie Flüssigkeit pro Tag sollten es schon sein. Am besten ist natriumarmes Mineralwasser oder Tee geeignet.

Milch und Milchprodukte liefern erstklassiges Eiweiss sowie Kalzium und Magnesium. Bei Fleisch und Geflügel sollten Sie auf Spitzenqualität achten, auf kleine Portionen umsteigen und, wann immer möglich, Seefisch essen.

Fette sind nicht einfach die Feinde der Ernährung. Wir benötigen etwa 20 Prozent Fett in unserer täglichen Nahrung. Wir sollten uns bemühen, diesen Anteil möglichst aus hochwertigen Fetten wie Distel-, Oliven- oder Sonnenblumenöl zu beziehen. Das grösste Risiko bergen die versteckten Fette, z.B. in Süssigkeiten oder Wurstwaren. Bestimmte Lebensmittel sind speziell bei Durchblutungsstörungen zu empfehlen, weil sie eine günstige Wirkung auf den Kreislauf und die Gefässe ausüben.

Die mit Verstand ausgesuchte Ernährung garantiert nicht nur langfristig das Wunsch- und Normalgewicht, sondern schützt auch vor Arteriosklerose und Venenschwäche.

Zwiebeln und Knoblauch enthalten Allicin, einen wichtigen Stoff, der Arteriosklerose und Thrombosen vorbeugt.

Avocado, Sellerie und Tomaten sind besonders reich an Kalium, das für normale Kreislaufverhältnisse wichtig ist.

Gerste, Weizen, Reis, Mais und dunkelgrünes Gemüse sowie Quellwasser beinhalten grosse Mengen an Magnesium, das Herz und Gefässe vor Überlastung schützt.

Hirse enthält besonders viel Silicea (Kieselerde) und ist daher ausgesprochen gut für das Bindegewebe.

Die besten Methoden zur Selbstbehandlung

Das können Sie tun:

- Gönnen Sie sich noch vor dem Aufstehen eine Minute. Strecken Sie ein oder beide Beine, je nach Kraft, unter der Decke hervor und kreisen und winken Sie mit dem Fuss. Sollte es Sie zu sehr anstrengen, die Beine in die Höhe zu halten, dann winkeln Sie die Beine an und machen die Übung in dieser Haltung. Fortgeschrittene fahren noch einige Runden Rad. So ist der Kreislauf optimal angeregt – der Tag kann beginnen!

- Führen Sie ein- bis zweimal täglich die Venengymnastik (Seite 94) durch.
- Machen Sie bei akuten Beschwerden einen Wickel.
- Trainieren Sie Ihre Gefässe mit Kneipp-Anwendungen.
- Akupressieren Sie 1- bis 2-mal täglich die gezeigten Punkte (Seite 77).
- Kräftigen Sie Ihr Bindegewebe homöopathisch mit Calcium fluoratum und Silicea.
- Achten Sie auf dem Weg zur Arbeit oder zum Einkauf auf gutes Schuhwerk und gute Kleidung. Laufen Sie nach Möglichkeit kurze Strecken im Walkschritt. Sollten Sie auf öffentliche Verkehrsmittel warten müssen, nutzen Sie die Zeit für ein unauffälliges Venengymnastikprogramm. Steigen Sie wieder vermehrt Treppen statt Lifte zu benutzen.
- Stärken Sie Ihre Venen von innen durch Homöopathika oder Phytotherapeutika wie Aesculus hippocastanum, Hamamelis, Lachesis oder Abrotanum.
- Trinken Sie Venentee (Seite 70) und tragen Sie Aesculaforce Venen-Gel von A. Vogel auf.
- Nehmen Sie nach Absprache mit Ihrem Arzt ein Venenheilmittel oder lassen Sie sich einen Kompressionsstrumpf verschreiben.
- Lassen Sie sich frühzeitig von einem Venenspezialisten untersuchen und die Behandlungsmöglichkeiten erklären.
- Versuchen Sie, Übergewicht zu vermeiden und streben Sie ein Idealgewicht an.
- Tragen Sie lockere Kleidung, die Stauungen verhindert und achten Sie auf vernünftiges Schuhwerk, in dem Sie den Fuss gut abrollen können.
- Ob Lunchtime oder Familienessen zuhause – es gibt heute genügend Möglichkeiten, sich gesund zu ernähren, auch wenn es schnell gehen muss. Nutzen Sie die Mittagspause zur Entspannung.
- Lagern Sie Ihre Beine hoch, wann immer Sie die Möglichkeit haben.

Hierdurch entstauen Sie die Beine nachhaltig.

- Vermeiden Sie übermässige Wärme an den Beinen. Verzichten Sie weitgehend auf Sonnenbäder, Thermalquellen und Sauna. Beachten Sie allenfalls die angeführten Massnahmen zur nötigen «Abschreckung» der Beine mit kaltem Wasser.
- Versuchen Sie, am Feierabend nicht gleich in den Fernsehsessel zu fallen. Zapfen Sie die Reserven an und treiben etwas leichten Sport: Walking, Radfahren oder ein wenig Gymnastik.
- Duschen Sie vor dem Schlafengehen die Beine kalt ab, und verwöhnen Sie sich mit einer leichten Beinmassage und einem kühlenden Beingel.
- Kräftigen Sie Ihre Beine durch viel Bewegung: Laufsportarten, Tanzen, Venenwalking.
- Sollten Sie Venenbeschwerden haben, stärken Sie die Venen von innen mit einem Frischpflanzenheilmittel mit dem natürlichen Wirkstoffkomplex Aescin aus den Rosskastaniensamen. «Aesculaforce» von A. Vogel sollte kurmässig, d.h. während ca. zwei Monaten regelmässig eingenommen werden.

Für Leute mit Venenproblemen eignen sich am besten Sportarten ohne abrupte Bewegungen, schnelle Antritte und Leistungswechsel. Nicht günstig sind also Kampfsportarten, Snowboard- und Skifahren, Rollschuhlaufen, Tennis und Squash. Geeignet sind hingegen Laufsportarten, (Mini-)Golf, Skilanglauf, Tanzen, (Venen-)Gymnastik und Schwimmen.

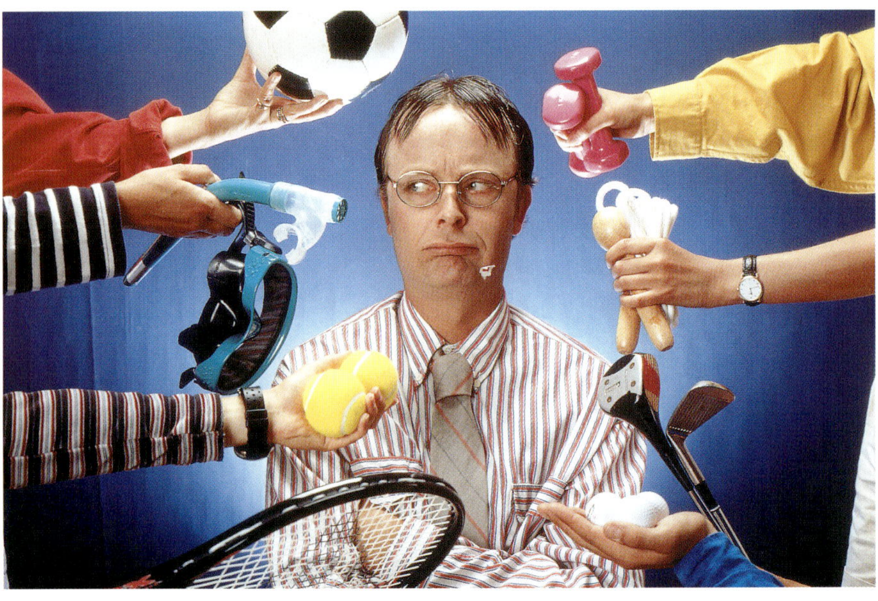

Das 20 Punkte-Venenprogramm

1. Turnen Sie sich schon im Bett eine Minute lang fit für den Tag.
2. Machen Sie morgens und abends einen kräftigen Kneipp-Beinguss.
3. Tragen Sie geeignete Schuhe und Kleidung, die nicht einengt.
4. Achten Sie auf Ihr Gewicht.
5. Sorgen Sie für eine regelmässige Verdauung.
6. Sorgen Sie für eine vollwertige, vitamin- und ballaststoffreiche Ernährung.
7. Achten Sie auf eine tiefe Atmung und genügend Sauerstoff.
8. Führen Sie regelmässig Fuss- und Beingymnastik durch.
9. Betreiben Sie leichten Sport, z.B. Walken, Schwimmen, Tanzen.
10. Vermeiden Sie eine übermässige Erwärmung Ihrer Beine.
11. Vermeiden Sie langes Stehen oder Sitzen.
12. Tragen Sie im Bedarfsfall einen Kompressionsstrumpf.
13. Kräftigen Sie Ihre Beine mit Akupressur und Venengymnastik.
14. Unterstützen Sie das Bindegewebe mit der heilenden Kraft der Homöopathie: Calcium fluoratum und Silicea.
15. Nutzen Sie die Heilkraft der Phytotherapie, innerlich und äusserlich mit dem Wirkstoff der Rosskastanie.
16. Vermeiden Sie Risikofaktoren (Pille, Rauchen).
17. Halten Sie Ihre Körperzellen aktiv mit Hilfe der Magnetfeldresonanztherapie.
18. Kontrollieren Sie Ihre Beine selbst immer wieder auf Hautveränderungen oder Hautverfärbungen.
19. Machen Sie auch mal einen gründlichen Venencheck.
20. Lieben und pflegen Sie Ihre Beine und Füsse.

Fragen aus der täglichen Praxis

Können Krampfadern schon in der Kindheit auftreten?

Die Anlagen zu Krampfadern kann bereits ein Kind haben, doch meistens findet man sie erst im Alter von etwa 20 Jahren ausgebildet. Bei Frauen zeigen sich die ersten Krampfadern meist in der Schwangerschaft. Der Grund dafür ist die etwas andere Beschaffenheit des Bindegewebes, die ein Ausdehnen des Gewebes in diesen neun Monaten ermöglicht.

Sind Krampfadern in der Schwangerschaft gefährlich?

Typische Schwangerschaftskrampfadern bilden sich in der Regel nach der Geburt zurück. Wenn die Krampfader bis zur Scheide hinauf ragt, ist das zwar sehr lästig, aber harmlos. Je nach Ausmass der Varizen kann es nötig sein, einen Kompressionsstrumpf zu tragen. Zur Prävention eignet sich ein Strumpf der Klasse 1.

Wird die Beinmuskulatur durch das Tragen eines Kompressionsstrumpfes geschwächt?

Nein, ganz im Gegenteil. Patienten mit einem Gummistrumpf sollten sich viel bewegen. Dadurch wird die Unterschenkelmuskulatur trainiert und aufgebaut.

Seit langem bestehen ausgedehnte Krampfadern ohne Beschwerden. Muss man sich trotzdem behandeln lassen?

Unbedingt! Krampfadern belasten das tiefere Venensystem und können dort langfristig zu schweren Schädigungen führen. Der normale Blutabfluss aus den Beinen wird gestört. Als Folge treten farbliche Veränderungen am Unterschenkel und in der Knöchelregion auf, dann folgen Hautveränderungen und schliesslich das offene Bein. Je früher Krampfadern, auch wenn sie keine Schmerzen machen, behandelt werden, umso weniger stören und beeinflussen sie das tiefe Venensystem. Entscheiden Sie sich auch frühzeitig für einen operativen Eingriff, wenn er nötig sein sollte. Wird dieser verpasst, kann vielfach nur noch das lebenslange Tragen eines Kompressionsstrumpfes ein offenes Bein verhindern.

Wachsen Krampfadern wieder nach?

Die vererbte Anlage zu Krampfadern kann noch nicht geheilt werden. Daher können auch nach Verödungen oder Operationen neue Krampfadern auftreten. Entfernte Varizen wachsen aber nicht nach, neue Krampfadern treten immer an anderen Stellen auf, vor allem dann, wenn Sie nach einer Behandlung keine Risikofaktoren verändern und nicht für genügend Bewegung sorgen.

Können neue Krampfadern immer wieder entfernt werden? Besteht nicht die Gefahr für eine spätere Herz- oder Arterienoperation keine Ersatzvene mehr zu haben?

Nein. Die heutigen Operationsmethoden zielen darauf ab, nur die erkrankten, ausgesackten Krampfadern zu entfernen. Für die Beinarterien- oder die Herzchirurgie werden Venen nicht mehr verwendet. Die Venenwände halten dem grösseren Druck im arteriellen Kreislauf nicht so gut stand.

Ich fürchte Thrombosen und eine Lungenembolie; ist das Risiko nach einer Krampfaderoperation nicht viel grösser?

Nein, vorausgesetzt es hat eine gründliche Untersuchung der tieferliegenden Venen gegeben und Schäden sind ausgeschlossen worden. Das Komplikationsrisiko nach Krampfaderoperationen auf Thrombosen oder Embolien ist wesentlich kleiner als bei anderen Operationen, weil nach jedem Eingriff an Venen ein fester Kompressionsverband angelegt und der Patient zu viel Bewegung aufgefordert wird.

Welche Kompressionsmethode ist nach einer tiefen Venenthrombose die beste?

Generell zuerst Verbände. Diese werden so lange angelegt, bis das Bein wieder schlank ist. Dann kann am entstauten Bein ein Kompressionsstrumpf angemessen werden. Er muss auf jeden Fall langfristig getragen werden, um eine venöse Stauung zu verhindern. In den meisten Fällen genügt ein kniehoher Strumpf.

Sind Wadenkrämpfe Vorzeichen von Venenerkrankungen?

Sie können bei Venenerkrankungen auftreten, doch weisen sie nur im Zusammenhang mit anderen typischen Symptomen auf eine Venenerkrankung hin. Oftmals liegt eine Störung der Elektrolyte oder des Stoffwechsels vor, wie z.B. ein Kalzium- oder Magnesiummangel.

Was kann ich als Reisender für meine Beine tun?

Längere Anfahrtswege im Zug, Flugzeug oder Auto bedingen, dass Sie sich dazwischen bewegen können. Stehen Sie öfters auf, oder machen

Sie Pausen und verbinden diese mit Venengymnastik. Achten Sie auf genügend Flüssigkeitszufuhr, und wenn Sie optimal vorbeugen wollen, tragen Sie am Reisetag einen Kompressions-Kniestrumpf. Bewegen Sie sich auch im Urlaub genügend, bei Badeferien tauchen Sie immer mal wieder Ihre Beine in das kühle Nass, betreiben Strandwalking oder Wassertreten nach Kneipp.

Ist der Besuch einer Sauna nach Venenoperationen nicht mehr erlaubt?

Jede längere Erwärmung der Beine bei Sauna, Thermal- oder Sonnenbad führt zu einer Erweiterung der Venen und damit zu einer Belastung. Wollen oder können Sie darauf nicht verzichten, halten Sie sich an einige Regeln. Der Sauna- oder Badebesuch sollte kurz sein. Kühlen Sie Ihre Beine nach erfolgter Anwendung gründlich ab. Lagern Sie die Beine hoch und machen Sie Fussgymnastik.

Muss ich bei einer Thrombose auf Kaffee und Tee verzichten?

Der Genuss von Kaffee oder Tee hat keinen Einfluss auf den akuten Ablauf einer Venenthrombose und stört auch den Verlauf der Heilung nicht.

Muss ich auf Tabak und Alkohol verzichten?

Nikotin zeigt keine schädlichen Auswirkungen auf die Venen, aber auf die Arterien und die Lungen. Rauchen ist generell schlecht für die Gesundheit, also versuchen Sie, diese Gewohnheit aufzugeben. Alkohol erweitert die Venen, dadurch werden sie vermehrt belastet. Sofern vernünftige Mengen getrunken werden, ist jedoch gegen den Genuss von Alkohol nichts einzuwenden.

Warum sind Männer weniger von Krampfadern betroffen?

Zum Teil liegt es an der etwas anderen Beschaffenheit des Bindegewebes. Es ist bei Männern straffer, da keine Schwangerschaft ausgehalten werden muss. Trotzdem kommen immer mehr Männer zur Behandlung. Die Gesetze der Vererbung gelten gleichermassen, und sitzende oder stehende Berufe tun das ihre dazu. Auch ist «Mann» mehr sensibilisiert worden – dass es sich um eine Krankheit und nicht um ein kosmetisches Problem handelt, hat sich herumgesprochen.

Können Krampfadern auch am Hoden auftreten?

Ja, sie werden Varikozelen genannt. Dieses Krankheitsbild hat allerdings nichts mit dem Venenleiden der Beine zu tun. Meist ist die linke Hode betroffen. Die Ursache liegt in einem Fehlen der Venenklappen im Verlauf der Hodenvene. Zudem lastet ein relativ hoher Druck auf der linken Vene, da diese im rechten Winkel in die Nierenvenen mündet. In mehr als der Hälfte aller betroffenen Fälle führt diese Erkrankung zur Unfruchtbarkeit des Mannes. Eine medikamentöse Behandlung gibt es nicht, aber ein ambulanter Eingriff (Verödung) stellt 30 bis 40 Prozent der Fruchtbarkeit wieder her.

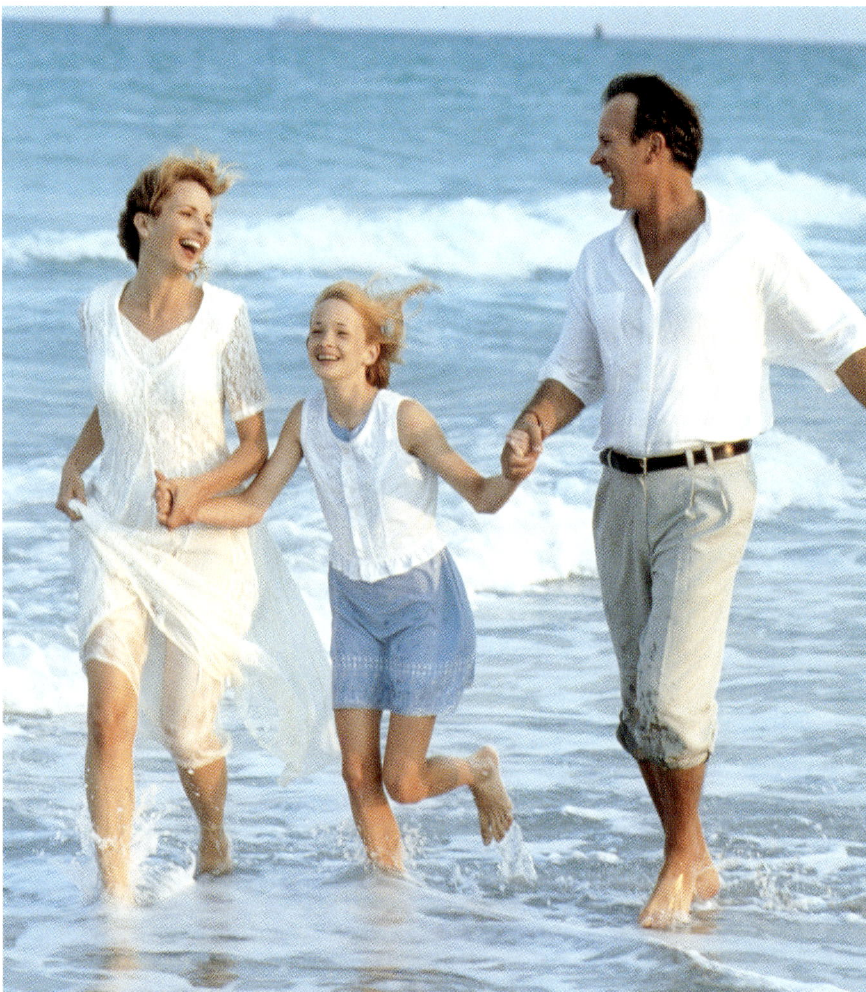

Aesculaforce von A. Vogel

Venenerkrankungen und venöse Beinleiden gehören zu den häufigsten Erkrankungen überhaupt (jeder achte Erwachsene weist eine krankhafte Veränderung der venösen Gefässe auf) und können als «Volkskrankheit» bezeichnet werden. In diesem Buch haben Sie erfahren, dass Venenleiden keineswegs nur ein kosmetisches Problem sind. Wenn man vorbeugend nichts unternimmt, steigt das Risiko, später in der Lebensführung und sogar in der Berufsausübung beeinträchtigt zu werden. Schenken Sie deshalb bereits den ersten Anzeichen einer Beinvenenschwäche die gebührende Aufmerksamkeit. Suchen Sie einen Arzt auf und schildern ihm die Beschwerden.

Gesunde Venen sind kein Zufall

Vorbeugend und im frühen Stadium einer Venenerkrankung werden mit pflanzlichen Mitteln sehr gute Erfolge erzielt. Aesculus hippocastanum (Rosskastaniensamen) enthält Wirkstoffe, welche die Venen kräftigen, die Gefässe abdichten und somit Ödemen entgegenwirken. Das Frischpflanzenpräparat Aesculaforce von A. Vogel ist angezeigt bei Beschwerden im Zusammenhang mit Krampfadern mit geschwollenen Beinen (Stauungs-Ödeme), Schmerzen und Schweregefühl in den Beinen sowie Wadenkrämpfen.

Aesculaforce mit dem standardisierten Auszug aus frischen Rosskastaniensamen ist erhältlich in Form von

- Tabletten,
- Tropfen sowie als
- Venengel zum Einreiben.

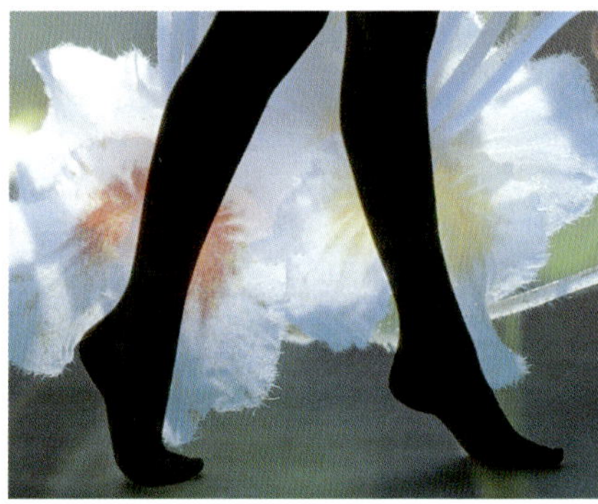

Die Wirkstoffe in den braunen Samen der Rosskastanie haben eine vorzügliche Wirkung auf die Venen. Sie kräftigen die Venenwände und verhindern Entzündungen sowie Wassereinlagerungen (Ödeme).

In **Deutschland** sind die A. Vogel **Venen-Tropfen N** mit der Frischpflanzentinktur aus Rosskastaniensamen erhältlich, das Venengel hingegen nicht.

Nützliche Adressen

AG Phlebologie der österr. Gesellschaft für Dermatologie, Dr. med. Norbert Zinnagel, Landeskrankenanstalten Salzburg
Mullner Hauptstr, 48, A 5020 Salzburg
Tel. 0662/448 20 *

Deutsche Gesellschaft für Phlebologie
(Dachverband phlebologisch tätiger Ärzte)
Präsident Priv. Doz. Dr. med. E. Rabe
Universitäts-Hautklinik Bonn
Sigmund-Freud-Str. 12, D 53105 Bonn
Tel. 0228/287 53 70 *

Deutsche Gesellschaft Venen e.V.
(Selbsthilfeorganisation, Informationsservice)
Generalsekretariat
Dr. Carlo-Schmid-Str. 204
D 90491 Nürnberg, Tel. 0911/598 86 00 *

Deutsche Venen-Liga e.V.
Sonnenstrasse 6, D 56864 Bad Bertrich
Tel. 02674/1448, Fax 02674/91 01 15 *
www.venen.de/Venenliga.htm

Initiative Venengesundheit e.V.
Berliner Str. 60, D 60311 Frankfurt
Tel. 069/28 43 83

Venenliga Schweiz
Postfach, 9006 St.Gallen

Schweiz. Gesellschaft für Phlebologie
c/o A. Ramelet
Pl. B. Constant 2, CH 1003 Lausanne
Tel. 021 312 60 60

Bioforce AG
(Herstellerin der A. Vogel-Produkte)
Grünaustrasse, CH 9325 Roggwil
Tel. 071 454 61 61, www.bioforce.ch

Gesellschaft für Thrombose und Hämostaseforschung e.V. (GTH)
Prof. Dr. W. Schramm, Abt. Hämostaseologie
Klinikum Innenstadt LMU
Ziemssenstr. 1, D 80336 München

Hölterhoff-Salzmann, Sylvie
dipl. Gesundheitsberaterin AAMI
Seestrasse 24, CH 9326 Horn
Tel. 071 845 10 66

Linde, Dr. med. Nikolaus
Rorschacherstr. 150, CH 9006 St. Gallen
Tel. 071 250 17 17

A. Vogel Gesundheitszentrum Teufen
Tel. 071 335 66 00

Informationen und Kliniken im Internet:
www.angiologie-online.de (Patientenforum Gefässmedizin))
www.krampfadern.de
www.venenleiden.de
www.beinleiden.de
www.beinklinik.de

* Int. Vorwahl (0 bei Ortswahl weglassen):

Schweiz:	0041
Deutschland:	0049
Österreich:	0043

Kleines Venenlexikon

Akupressur
Massage von Akupunkturpunkten, die auf den Meridianen, den Energieleitbahnen, liegen. Nach traditioneller chinesischer Auffassung durchziehen diese, vor allem an der Hautoberfläche, den gesamten Körper. Das Massieren bestimmter Punkte bringt die gestockte Energie in Fluss.

Angiologie
Lehre von den Blut- und Lymphgefässen.

Antikoagulantien
Arzneimittel, die die Blutgerinnung hemmen.

Besenreiser
Miniaturkrampfadern, kleinste erweiterte Venen. Erste Anzeichen von Venenproblemen.

Diuretika
Harntreibende Medikamente. Sie dienen unter anderem dazu, krankhafte Flüssigkeitseinlagerungen in den Beinen (Ödeme) auszuschwemmen. Es handelt sich hierbei um kurzfristige Behandlungen. Langfristigen Schutz vor venösen Beinödemen bieten Ödemprotektiva.

Doppler Ultraschall
Schmerzlose Art, per Ultraschall mit akustischem Signal den Blutstrom in den Arterien und Venen zu messen.

Duplex-Ultraschall
Erweiterung des Dopplers, wobei zusätzlich noch eine Ultraschallabbildung der Unterhaut und Gefässverhältnisse in Erscheinung tritt. Diese Untersuchung ermöglicht es, die Gefässdurchmesser zu bestimmen und Thrombosen festzustellen.

Embolie
Plötzlicher Verschluss eines venösen oder arteriellen Blutgefässes durch ein Gerinnsel (Thrombus), das durch die Blutströmung verschleppt wurde. Etwa 90 Prozent aller Embolien kommen aus den Beinvenen.

Enzymtherapie
Behandlung mit hochdosierten, körpereigenen oder körperähnlichen Enzymen, die anti-entzündlich und/ oder blutverdünnend wirken.

Filtration
Dies ist ein biologisches Prinzip, Körperflüssigkeiten, z.B. aus den Venen in

das Gewebe abzugeben. Eine erhöhte Filtration kann zu krankhaften Erscheinungen (Ödemen) führen. Rosskastaniensamen wirken normalisierend auf diesen Vorgang, indem sie abdichtend zur Rückbildung von Ödemen beitragen.

Hämorrhoiden

Werden häufig zum varikösen Symptomkomplex gezählt. Diese knötchenartigen Erweiterungen im Bereich des Afters sind eine besondere Form von Krampfadern. Eine chirurgische Entfernung geschieht häufig auch durch Verödung.

Heparin

Blutverdünnungsmittel. Wird zur Vorbeugung, aber auch zur Behandlung von Thrombosen eingesetzt.

Kapillaren

Haargefässe, kleinste Blutgefässe. Oft kleiner als ein Millimeter.

Kompression

Druck, z.B. durch Kompressionsverband oder Kompressionsstrumpf. Diese Therapie muss fachgerecht angewendet, Strümpfe individuell angepasst werden.

Krampfader

Ausgesackte erweiterte Vene, meist am Unterschenkel sichtbar.

Krampfader, innere

Auch venöse Insuffizienz. Venenabschnitte ohne funktionierende Klappen, die nicht unmittelbar als Krampfadern sichtbar sind.

Laser

Laser ist eine Abkürzung von Light amplification by stimulated emission of radiation. Darunter versteht man energiestarkes, gebündeltes Licht, wobei die Lichtstrahlen streng parallel verlaufen und eine ganz genau definierte Wellenlänge haben.

LRR (Lichtreflexionsrheographie)

Schmerzlose, unblutige Untersuchung der Venen mittels Licht, das in die Haut gestrahlt wird und ein Echo reflektiert. Man erkennt, ob und wo das Blut nicht mehr richtig fliesst und die Venen geschädigt sind.

Lymphsystem

Neben Venen und Arterien wird das Bein von einem weiteren Netz durchzogen, dem Lymphsystem. Seine Aufgabe ist es, überschüssiges Gewebewasser, das bei Übergang von den Arterien in die Venen ins Gewebe abgegeben wird, wieder aufzunehmen und zurück in den Kreislauf und zum Herzen zu transportieren. Hat auch die Aufgabe der Abwehr von Infektionen (Fremdkörper und Bakterien).

Lyse
bezeichnet das Auflösen eines Blutgerinnsels in den Arterien oder den Venen durch spezielle Medikamente.

Muskelpumpe
Stärkste Antriebskraft für den venösen Teil des Kreislaufes, besonders in den Beinen. Jede Bewegung aus den Knöcheln heraus übt auf die eingebetteten Beinvenen eine abwechselnde Druck- oder Saugwirkung aus.

Ödem
Schwellung durch Wassereinlagerung in das Körpergewebe, auch «Wassersucht» genannt.

Ödemprotektiva
Arzneimittel, die eine krankhafte Vermehrung von Gewebewasser verhindern/reduzieren. Die Rosskastanie schützt z.B. vor Schädigungen durch lysosomale Enzyme, welche die Durchlässigkeit venösen Gefässe für einen Übertritt des Wassers vom Blut ins Gewebe erhöhen.

Phlebitis
Oberflächliche Venenentzündung, verursacht durch die Bildung eines kleinen Blutgerinnsels in den oberflächlichen Venen; meistens in Krampfadern.

Phlebographie
Röntgendarstellung der Venen mittels Kontrastmittel. Zunehmend ersetzt durch Duplex-Ultraschall.

Phlebologie
Lehre von den Venen und ihren Erkrankungen.

Postthrombotisches Symptom
Spätfolgen und Folgeschäden einer durchgemachten tiefen Thrombose. Eine tiefe Thrombose verursacht bleibende Schäden an den Venen, da die Venenklappen zerstört werden und anschliessend nicht mehr schliessen können. Die Folge sind Venenstauungen, die zu Hautveränderung, d.h. zu chronischer Venenerkrankung, führen. Akute Gefährdung durch eine mögliche Lungenembolie.

Seitenastvarikose
Krampfaderbildung der grossen Venen- und Seitenäste.

Sklerosierung
Verödung oder Spritzen der Beine. Wird aktuell nur noch bei kleinen Venen wie Besenreisern oder kleinen Netzvenen eingesetzt. Grössere Krampfadern werden meist operiert.

Stammvarikose
Krampfaderbildung der grossen Hauptvenenstämme. Dies sind meist die grosse und kleine Rosenvene, im Wadenbereich und an der Innenseite des Unter- und Oberschenkels.

Stenose
Gefässverengung

Stripping
Die inzwischen häufigste Operation der Venen. Eine Spezialsonde wird durch einen kleinen Einschnitt, entweder in der Leiste oder am Knöchel, in die variköse Vene eingeführt und diese mit der Sonde herausgezogen.

Thrombus
Blutpfropf in der Vene oder Arterie. Vermehrte Ansammlung von Blutplättchen, die dann verklumpen.

Thrombose
Sie führt zu einem teilweisen oder vollständigen Verschluss des Gefässes und somit zu einer Mangeldurchblutung von Organen. Manchmal kann ein Thrombus auch durch Blut weggespült werden, dann kann sie eine tödliche Lungenembolie verursachen.

Thrombektomie
Operation, bei der ein Blutgerinnsel aus den Gefässen entfernt wird.

Thrombolyse
Auflösung eines Blutgerinnsels in den Venen oder Arterien durch Medikamente.

Ulcus cruris
«Offenes Bein» oder Beingeschwür.

Varikose
Auch Varikosis, bezeichnet ein Krampfaderleiden.

Venen
Alle kleinen und grossen Adern, in denen «verbrauchtes» Blut zum Herzen zurückfliesst. Venen haben dünnere Wände als Arterien und weniger Muskelfasern. Sie sind dehnbarer und besitzen innere Klappen, die verhindern sollen, dass Blut in die falsche Richtung läuft. Die Venen in den Beinen verlaufen in drei Systemen: oberflächlich, tief innerhalb der Beinmuskeln und als Verbindungsvenen (*Venae perforantes*) zwischen den oberflächlichen und tiefen Venen.

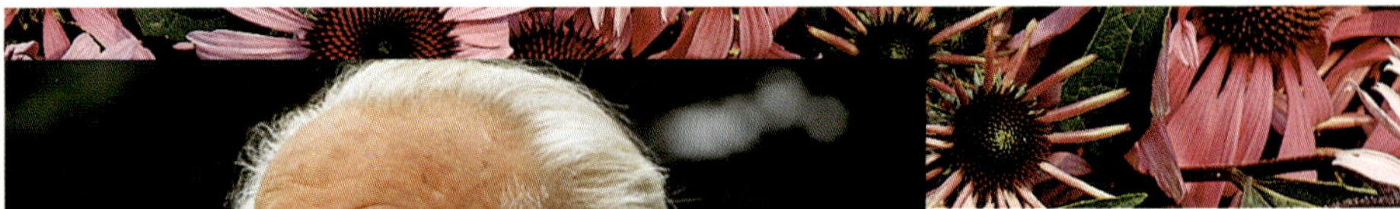

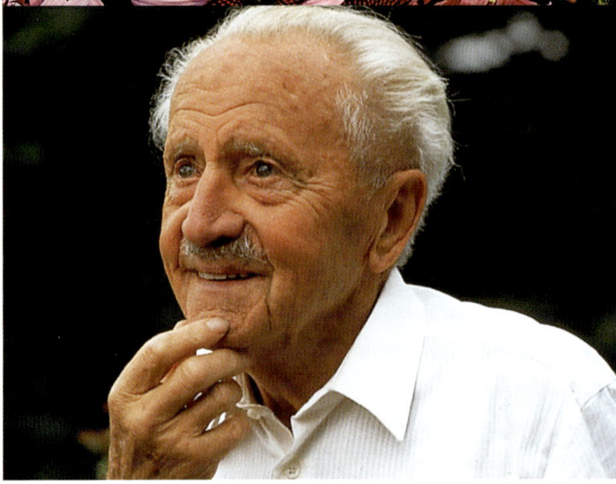

«Er gehörte zu den ganz Grossen der Naturheilkunde, vergleichbar nur etwa mit Sebastian Kneipp und Samuel Hahnemann».

Dr. M. M. Verheyen, Zentrum für Präventive Diagnostik, Naturmedizin und Homöopathie, Maastricht

Alfred Vogel

(1902 – 1996), der Verlagsgründer, war einer der grossen Schweizer Vorkämpfer der Naturheilkunde. Seine Forschungsergebnisse in der Phytotherapie und seine praktischen Erfahrungen als Naturarzt machte er durch Vorträge in aller Welt und zahlreiche Publikationen zugänglich. Seine Bücher und die 11-mal jährlich erscheinenden «Gesundheits-Nachrichten», die er fast 50 Jahre lang selbst betreute, erreichten und erreichen im In- und Ausland hohe Auflagen und verbreiten seine Ansichten über gesunde Lebensweise, Ernährung, Vorbeugung, natürliche Therapien und Ganzheitsmedizin.

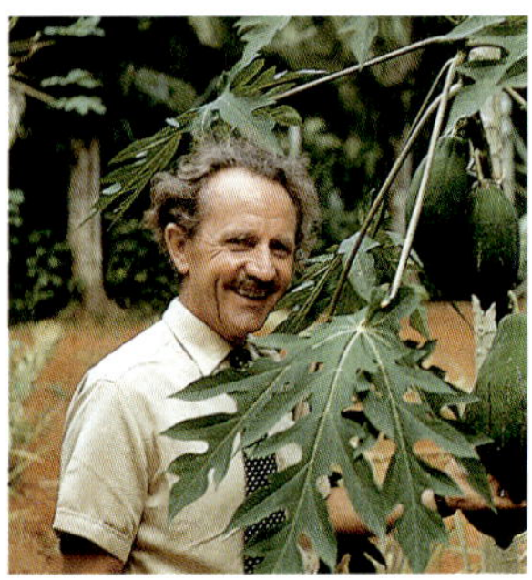

Der kleine Doktor

Aktualisiert, schmuckvoll gestaltet, mit vielen neuen Bildern und einem zusätzlichen Beschwerdenregister – so präsentiert sich die Neuausgabe von Alfred Vogels klassischem Naturheilkunde-Ratgeber «DER KLEINE DOKTOR». Das fast 900-seitige Erfolgsbuch gilt als eines der Standardwerke der modernen Naturheilkunde. Es erschien erstmals 1952 und wurde bis heute in 12 Sprachen übersetzt und mehr als zwei Millionen mal verkauft. Die praktischen Ratschläge des «Kleinen Doktors» überzeugen auch heute noch mit ihrer direkten und einfachen, jedermann verständlichen Sprache. Alfred Vogels millionenfach bewährte Ratschläge sind eine Fundgrube von unschätzbarem Wert.

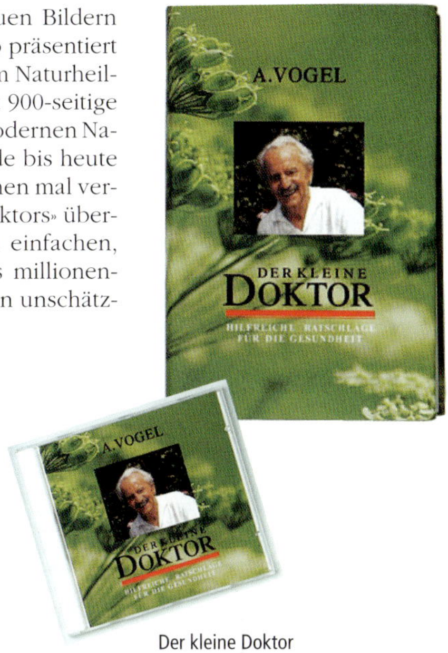

Der kleine Doktor auf CD-ROM

Millionen von Menschen in der ganzen Welt steht «DER KLEINE DOKTOR» in gesunden und kranken Tagen zur Seite. Jetzt gibt es Alfred Vogels Bestseller auch als CD-ROM. Hier haben Sie einen schnellen und direkten Zugriff auf alle Beschwerden und Krankheiten. Neben einem interaktiven Wegweiser bietet Ihnen die CD-ROM eine Volltextsuche an, um direkt zu den vielfältigen Informationen zu jeder Krankheit bzw. Pflanze zu gelangen. Sie können sich auch zu jeder Krankheit und jedem Ratschlag über die Lesezeichenfunktion Notizen anlegen – damit «DER KLEINE DOKTOR» *Ihr* persönlicher «kleiner Doktor» wird. Und natürlich können Sie alles ausdrucken. Zudem wird direkt aus der CD-ROM der Zugang zu hilfreichen Online-Angeboten ermöglicht.

Der kleine Doktor
69., leicht überarbeitete Auflage
864 Seiten, Ganzleinen mit Schutzumschlag, 40 Farbbilder, erschienen als Buch und als CD-ROM
(für Windows 95/NT)
Verlag A. Vogel AG
CH-9053 Teufen

In der neuen Version auch auf Französisch erhältlich!

A. Vogel's Heil- und Küchenkräuter

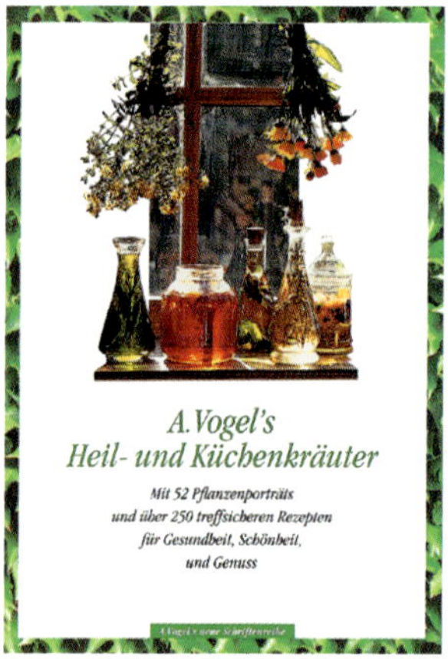

A. Vogel's Heil- und Küchenkräuter
1997, 128 Seiten
Verlag A.Vogel AG, CH-9053 Teufen

Mit 52 Pflanzenporträts führt «A. VOGEL'S HEIL- UND KÜCHENKRÄUTER» informativ und unterhaltsam durch die vier Jahreszeiten. Über 250 Rezepte und Anwendungsbeispiele für Küche und Bad, Gesundheit und Wohlsein, Haus und Garten machen das Buch zum nützlichen und zugleich spannenden Ratgeber für jeden Tag. Einfache Ratschläge und Tipps aus A.Vogels Erfahrungsschatz zeigen, wie Sie den kleineren und grösseren Beschwerden des Alltags begegnen können. Anregungen und Anekdoten aus der Volksheilkunde sowie witzige Zeichnungen verleihen dem «Kräuterbuch» einen hohen Unterhaltungswert und verlocken zum Schmöckern und Schmunzeln. Eine unverzichtbare Kräuteragenda für jeden Haushalt.

Gute Bücher machen von sich reden:

«Schon das Blättern ist ein Genuss.»

Schweizer Illustrierte

«Originelle Rezepte.»

Tagesanzeiger, Zürich

«Ein unentbehrlicher Ratgeber.»

Modeblatt

A. Vogel – für die Frau

Ganz natürlich Frausein kann in unserer modernen Zeit ungeheuer schwer sein – oder auch ganz leicht. SIE hat die Wahl. Jede Frau muss heute mehr oder weniger ihren Mann stehen, läuft aber dabei Gefahr, ihren naturgegebenen Rhythmus zu wenig wahrzunehmen oder zu unterdrücken. Wenn sie dagegen aus dem reichen Fundus der Natur und sanfter (Heil-) Methoden zu schöpfen weiss, kann sie mit mehr Energie und innerer Balance zu Werke schreiten.

Das Buch «A. VOGEL - FÜR DIE FRAU» gibt zahlreiche Anregungen und Tipps, wie ganzheitliches Wohlbefinden, seelisches und körperliches Gleichgewicht, Kreativität und Lebenskraft auf den sanften Wegen der Natur (zurück-)erobert werden können. Es enthält eine Fülle von Ratschlägen, teils als A. Vogel's Rat, teils von Frau zu Frau.

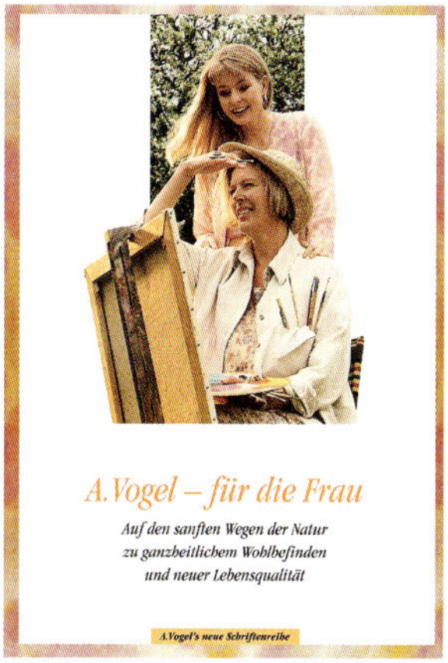

A. Vogel – für die Frau
1995, 96 Seiten
Verlag A. Vogel AG , CH-9053 Teufen

A. Vogel – für den Mann

Wie der Mann heute mit Hilfe der Natur und mit mehr Herz und Verstand zu neuer Lebensqualität findet, das hat das Buch «A. VOGEL–FÜR DEN MANN» zu seinem Ziel erklärtDer Mann erfährt, wie wichtig es für seine Gesundheit ist, Gefühle und Ängste nicht zu unterdrücken. Freilich ist die Welt der Männer eher geprägt von Konkurrenzkampf, Machtstreben und der Manifestation von Stärke, wobei andere Tugenden oft zu kurz kommen: die selbstkritischen, kreativen und feinfühligen Seiten sowie die Sorge um die eigene Gesundheit. Das Buch will dem Mann ein Gegengewicht zur Welt des Leistungsdrucks an die Hand geben und ihm mit vielen praktischen Ratschlägen, vor allem aus dem Pflanzenreich, zu einem natürlich gesunden Gleichgewicht verhelfen.

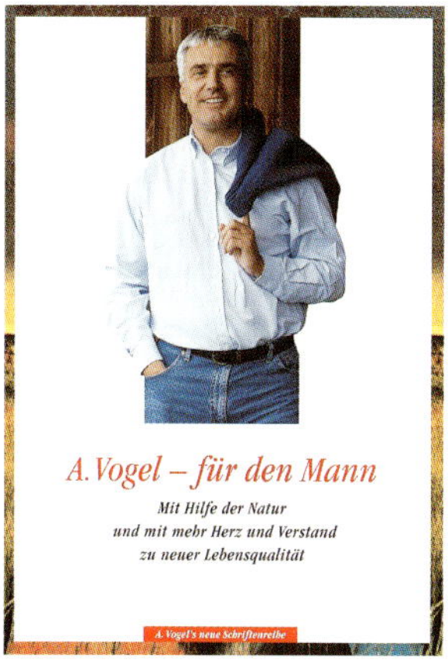

A. Vogel – für den Mann
1994, 96 Seiten
Verlag A. Vogel AG, CH-9053 Teufen

Die Nahrung als Heilfaktor

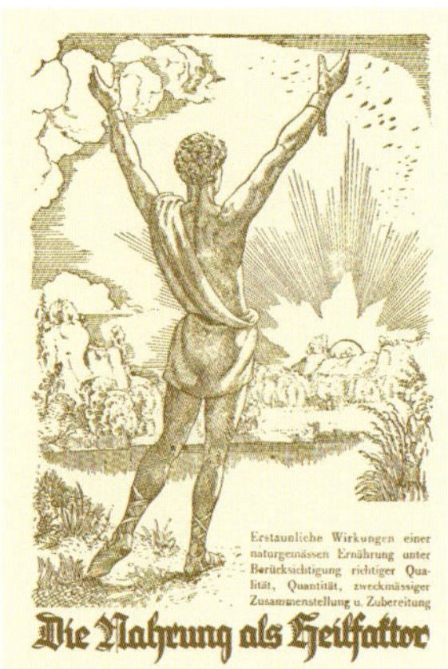

Die Nahrung als Heilfaktor
256 Seiten
Verlag A. Vogel AG, CH-9053 Teufen

1992 in einem Faksimile-Druck neu erschienen, ist «Die Nahrung als Heilfaktor» ein leidenschaftliches Plädoyer des damals 32-jährigen Naturheilkundepioniers Alfred Vogel für die gesunde Ernährung als Basis der Gesundheits-Vorsorge. Das Buch enthält viele wertvolle Rezepte und Tipps, wie durch eine vollwertige, naturbelassene Ernährung Krankheiten vermieden oder geheilt werden können. Die Nahrung als Heilfaktor: Der Titel dieses Buches blieb für Alfred Vogel ein Leben lang Programm.

Die Leber reguliert die Gesundheit

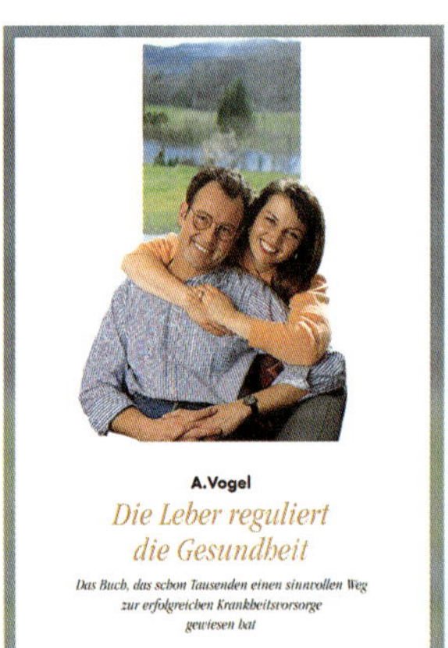

Die Leber reguliert die Gesundheit
20. Auflage, 1995, 400 Seiten
Verlag A.Vogel AG, CH-9053 Teufen

Die Leber, das grösste menschliche Organ, nimmt ganz zentrale Körperfunktionen wahr. Viel Unheil, das sich später in schweren Krankheiten manifestiert, kann in einer überforderten Leber seinen Anfang nehmen. Der Leber sollte man deshalb erstrangige Aufmerksamkeit zukommen lassen. Wo immer möglich, sollte man diese grösste Drüse des Körpers in ihrer wertvollen Arbeit unterstützen, damit die Gesundheit erhalten bleibt.

Alfred Vogel beschreibt diese Zusammenhänge in seiner einfachen, direkten Sprache. Er zeigt Wege auf, wie man seine Leber schonen und pflegen kann, wie Verdauungsstörungen in den Griff zu bekommen sind, aber auch, wie Menschen mit einer bereits geschädigten Leber ihre Beschwerden lindern und zu neuer Lebensqualität finden können.

Die A.Vogel Kur

Das Buch stellt den von Alfred Vogel entworfenen und vielfach bewährten 5-Tage-Kurplan für eine milde Entgiftung und Entschlackung vor. Die A. Vogel Kur kann problemlos zu Hause durchgeführt werden und bringt neue Gesundheit und Lebensfreude in den Alltag. Sie zeigt Ihnen, wie Sie Schritt für Schritt Ihren Körper und Geist dynamischer und leistungsfähiger «gestalten» können. Ein praktisches Buch für alle, die ihr Wohlbefinden aktiv fördern und ihre Gesundheit selbst in die Hand nehmen wollen.

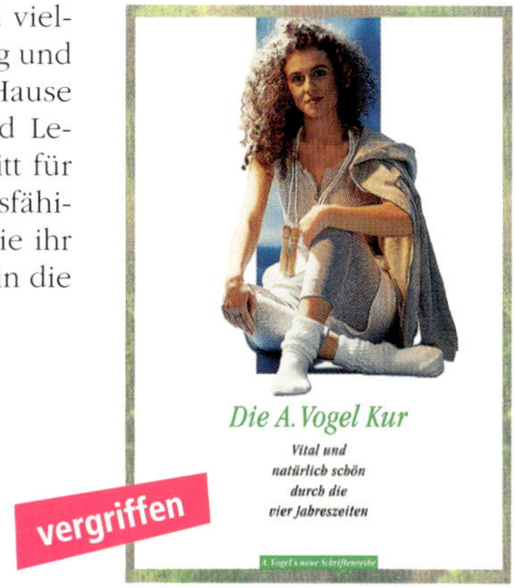

Die A. Vogel Kur
1993, 96 Seiten
Verlag A.Vogel AG, CH-9053 Teufen

Die A.Vogel Winterfibel

Damit Sie auch die kalte Jahreszeit gesund und frohen Mutes geniessen können, lohnt es sich, einen Blick in die «A.VOGEL WINTERFIBEL» zu werfen. Neben den bewährten Ratschlägen und Heilmitteln aus der Natur erfahren Sie in diesem Buch unter anderem, warum Fieber heilsam und gesund ist, wie man sein eigener Wickelspezialist wird, wie man eine schwache Blase trainiert oder wie man mit dem Stift in der Hand seelischem Kummer und Einsamkeit zu Leibe rückt.

Und natürlich weist die Fibel den Weg zur gesunden Ernährung und zur Stärkung des Immunsystems, welches gerade im Winter auf eine harte Probe gestellt wird. Kurz, das Buch verhilft zu einem ganzheitlichen Wohlbefinden, weit über die 5-tägige Winterkur hinaus.

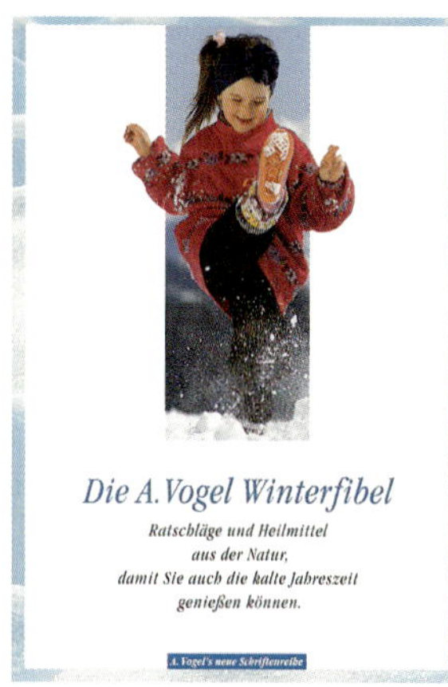

Die A. Vogel Winterfibel
1993, 96 Seiten
Verlag A.Vogel AG, CH-9053 Teufen

Gesundheit im Abonnement

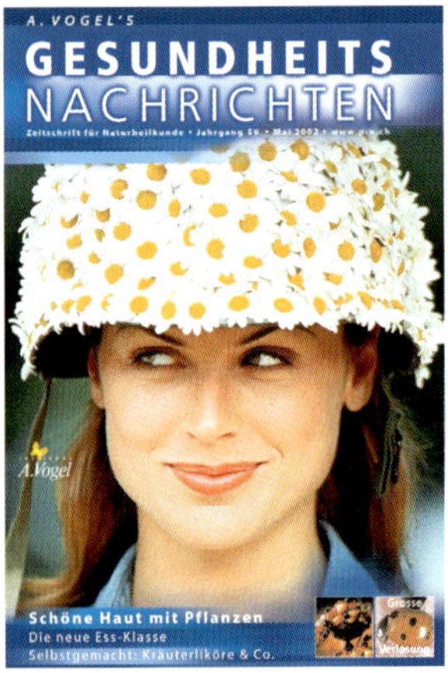

A. Vogel's
Gesundheits-Nachrichten
Zeitschrift für Naturheilkunde
11 Hefte pro Jahr, 44 Seiten
sFr. 33.–/EUR 22.–
Verlag A.Vogel AG
CH-9053 Teufen

Monat für Monat aktuell informiert

Ein bunter Themenstrauss rund um die Naturheilkunde und die biologische Medizin, der Ihnen und Ihrer Familie hilft, sich vernünftig zu ernähren, gesund zu bleiben, Krankheiten vorzubeugen, natürliche Heilmittel und Wege zu mehr Wohlbefinden und Ausgeglichenheit kennenzulernen. Eine abwechslungsreiche Lektüre für Jung und Alt, die Spass macht.

Ein Abonnement der «GESUNDHEITS-NACHRICHTEN» bedeutet für Sie: Monat für Monat umfassend und aktuell informiert zu sein über ganzheitliche Medizin, Naturheilkunde, neue und altbewährte Therapien, Vorbeugung und Möglichkeiten der Selbstbehandlung, Krankheitsbilder von A wie Allergie bis Z wie Zyklusstörungen, die Heilkräfte einheimischer und exotischer Pflanzen, gesunde Küche, natürliche Schönheit, Psyche, Umwelt, Erfahrungsmedizin anderer Kulturen und Länder, Erfahrungsberichte von Lesern für Leser. Seit über 70 Jahren die Zeitschrift für Gesundheit aus der Natur.

So urteilen* Leserinnen und Leser über die «Gesundheits-Nachrichten»:

«Seriös, glaubwürdig, unabhängig, interessant, zeitgemäss, hilfreich, sehr gut gestaltet, schöne Bilder, preisgünstig».

«Vermitteln Wissenswertes mit Bestand, nützliches Nachschlagewerk».

«Die überwiegende Mehrheit liest die «GN» seit mehr als fünf Jahren «immer oder fast immer von vorne bis hinten».

*Umfrage der Universität St. Gallen

Auch als Geschenk-Abo

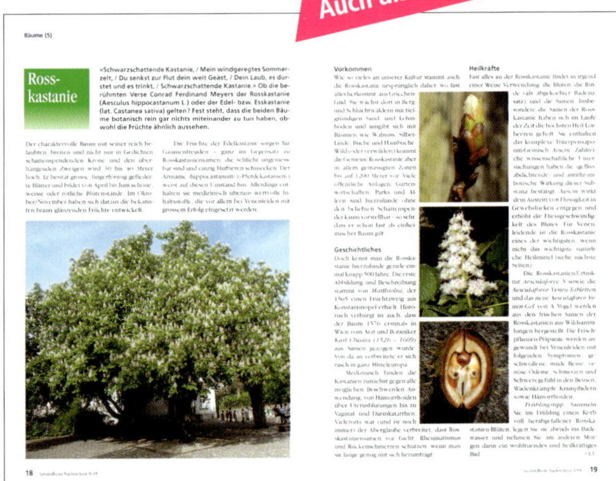
Bäume (5)

Ross-kastanie

«Schwarzschattende Kastanie, / Mein windgeregtes Sommerzelt, / Du senkst zur Flut dein weit Geäst, / Dein Laub, es durstet und es trinkt, / Schwarzschattende Kastanie.» Ob die berühmten Verse Conrad Ferdinand Meyers der Rosskastanie (Aesculus hippocastanum L.) oder der Edel- bzw. Esskastanie (lat. Castanea sativa) gelten? Fest steht, dass die beiden Bäume botanisch rein gar nichts miteinander zu tun haben, obwohl die Früchte ähnlich aussehen.

Vorkommen

Geschichtliches

Heilkräfte

Nicht frankieren
Ne pas affranchir
Non affrancare

Geschäftsantwortsendung Invio commerciale-risposta
Envoi commercial-réponse

Verlag A.Vogel AG
Postfach 63
9053 Teufen/AR

Nicht frankieren
Ne pas affranchir
Non affrancare

Geschäftsantwortsendung Invio commerciale-risposta
Envoi commercial-réponse

Verlag A.Vogel AG
Postfach 63
9053 Teufen/AR

Gesundheitsgutschein

☐ Ich wünsche kostenlos zwei Ausgaben der Monatszeitschrift «Gesundheits-Nachrichten»!

☐ Ich abonniere die «Gesundheits-Nachrichten» für ein Jahr (11 Ausgaben) zu Fr. 33.—.

Absender (bitte in Blockschrift)

Name _______________ Vorname _______________

Strasse _______________ PLZ / Ort _______________

Datum und Unterschrift _______________

VeB

Bestellung

Bitte senden Sie mir mit Rechnung folgende A. Vogel-Bücher:

_____ Das A. Vogel Venen-Buch	Fr.	16.50
_____ Der kleine Doktor, Buch und CD-ROM (Multipack)	Fr.	60.—
_____ Der kleine Doktor ☐ nur Buch* ☐ nur CD-ROM*	je Fr.	44.—
_____ Die Leber reguliert die Gesundheit (Taschenbuch)	Fr.	25.—
_____ Die Nahrung als Heilfaktor	Fr.	25.—
_____ A. Vogel's Heil- und Küchenkräuter	Fr.	16.50
_____ A. Vogel - für den Mann	Fr.	14.50
_____ A. Vogel - für die Frau	Fr.	14.50
_____ Die A. Vogel Kur	Fr.	14.50
_____ Die A. Vogel Winterfibel	Fr.	14.50

Preise inkl. MwSt, zzgl. Versandkosten

* Zutreffendes bitte ankreuzen

Name _______________ Vorname _______________

Strasse _______________ PLZ / Ort _______________

Datum und Unterschrift _______________

VeB

Gesundheitsgutschein

☐ Ich wünsche kostenlos zwei Ausgaben der Monatszeitschrift «Gesundheits-Nachrichten»!

☐ Ich abonniere die «Gesundheits-Nachrichten» für ein Jahr (11 Ausgaben) zu EUR 22.—.

Absender (bitte in Blockschrift)

Name ____________________ Vorname ____________________

Strasse ____________________ PLZ / Ort ____________________

Datum und Unterschrift ____________________

VeB

Bestellung

Bitte senden Sie mir mit Rechnung folgende A. Vogel-Bücher:

_____ Das A. Vogel Venen-Buch	EUR	9.50
_____ Der kleine Doktor, Buch und CD-ROM (Multipack)	EUR	38.50
_____ Der kleine Doktor ☐ nur Buch* ☐ nur CD-ROM*	je EUR	25.—
_____ Die Leber reguliert die Gesundheit (Taschenbuch)	EUR	15.10
_____ Die Nahrung als Heilfaktor	EUR	14.60
_____ A. Vogel's Heil- und Küchenkräuter	EUR	9.50
_____ A. Vogel - für den Mann	EUR	8.45
_____ A. Vogel - für die Frau	EUR	8.45
_____ Die A. Vogel Kur	EUR	8.45
_____ Die A. Vogel Winterfibel	EUR	8.45

Preise inkl. MwSt, zzgl. Versandkosten

* Zutreffendes bitte ankreuzen

Name ____________________ Vorname ____________________

Strasse ____________________ PLZ / Ort ____________________

Datum und Unterschrift ____________________

VeB

Bitte
frei machen!

Verlag A.Vogel AG
Postfach 55
78441 Konstanz

Bitte
frei machen!

Verlag A.Vogel AG
Postfach 55
78441 Konstanz